질병은
치료할 수 있다

질병은 치료할 수 있다

1판 1쇄 인쇄 | 2010년 10월 15일
1판 1쇄 발행 | 2010년 10월 20일

지은이 | 구본홍
발행인 | 이용길
발행처 | MOABOOKS 모아북스
디자인 | 이룸
등록 | 제 10-1857호(1999. 11. 15)
주소 | 경기도 고양시 일산구 백석동 1332-1 레이크하임 404호
전화 | 0505-627-9784
팩스 | 031-902-5236
홈페이지 | http://www.moabooks.com
이메일 moabooks@hanmail.net
ISBN 978-89-90539-85-4 03510

MOABOOKS 모아북스 는 독자 여러분의 다양한 원고를 기다리고 있습니다.
(보내실 곳 : moabooks@hanmail.net)

질병은
치료할 수 있다

구 본 홍 지음

MBC, KBS 민간요법 프로그램 진행 후 각종 언론을 통해 화제가 되어
수많은 사람들이 탁월성을 입증한 기적의 건강법!

모아북스
MOABOOKS

 현재 우리는 풍요로운 물질문명 속에서 살아가며 이전보다 편리하고 행복한 생활을 영위하고 있지만, 예나 지금이나 끊임없이 갈구하는 것 중에 하나가 "건강"입니다.

 현저한 경제적 발전을 이루면서 생활수준이 향상되고, 고도로 발달된 의약의 혜택을 입어 여러 질병이 퇴치되고 치료율이 높아지면서 평균 생존 연령이 무척 향상된 이 시점에서 새삼 민간요법을 소개하는 건 시대에 뒤떨어지는 일처럼 보일 수도 있지만, 온고지신溫故知新의 정신으로 옛것을 돌이켜보고, 우리 선조들은 어떻게 건강을 유지하고 지켜왔는가를 살펴보는 일은 분명히 의미가 있습니다.

 본래 민간요법은 의학이 발달되지 않았던 지난 시대, 병·의원, 한의원, 치과의원, 또는 약국 등의 기관이 없거나 너무 멀어서 아쉬운 대로 사용해봤던 처방들입니다. 당시에 이것을 이용하는 데는 몇 가지 조건이 뒤따랐습니다. 재료를 쉽게 구할 수 있는가, 가격이 비싸지 않은가, 사용이 간편한가, 독성은 없는가, 사용 가치는 있는가 등을 고려했을 것으로 사료됩니다.

민간요법은 각 나라마다 나름의 것이 있는데 가까운 탓인지 일본의 것들 중에는 우리와 비슷한 것이 더러 있지만 기타 나라들의 것은 차이가 많습니다.

이 책에서는 순수한 우리나라의 것을 소개하고 있으며, 재료 가운데 혐오감을 줄 수가 있는 것들은 제외하였습니다.

필자는 1972년부터 약 5년간 매주 주말마다 국내 방방곡곡을 찾아다니며 민간요법을 조사한 바 있고, 85년에는 MBC에서의 『댁의 비방을 찾습니다』에 응모된 12만 통의 내용을 검토, 선별했습니다. 또한 90년에는 KBS TV, 아침 프로에서 민간요법에 대한 몇 가지 소개를 진행했습니다. 이것들을 간추려 민간요법에 관심이 있는 분들과 후진들에게 참고자료로 제공하고자 하는 마음입니다.

옛날 동양 국가의 국민들은 대개 한의학의 혜택을 입고, 한편으로는 민간요법도 이용하며 살아왔을 것입니다. 민간요법은 초, 근, 목, 피를 주로 사용하는 까닭에 자칫 한의학의 한 부분으로 생각하기도 쉬우나 이 둘은 엄연히 다른 것입니다. 민간요법은 흔히 경험자들의 입에서 입으로 전해져 내려오는 처방인 반면, 한의학은 학문적 배경을 가지고 치료를 하는 행위입니다.

여기에 소개된 것들 역시 현재도 사용해볼 만한 것들이 많지만 사용에 신중을 기해야 함은 분명한 사실이며, 이는 오히려 시대의 흐름과 사회의 변천과정에서 자연히 사라져야 할 우리 민족의 과거이며 추억이자 하나의 기록으로서의 의미가 클 것입니다.

현재 우리는 동·서 의학을 자유롭게 선택할 수 있는 풍부한 의료 혜택을 받고 있습니다. 그러나 경우에 따라 이 두 의료 방법 어디에도 속할 수 없는 질병도 있을 것입니다. 이때 민간요법으로 치료가 유효하다고 인정된다면 그것들을 더 깊이 연구하고 실용화해보겠다는 관심을 가진 분들이 있었으면 하는 바람입니다.

이 책은 큰 줄기의 의학 중에 우리 조상들의 지혜가 담긴 민간요법을 좀 더 일상적으로 적용할 수 있도록 집필했습니다. 내 생활 속에서 나와 가까운 사람이 아플 때 충분히 참고할 만한 내용들만 선별했습니다. 바쁜 생활 속에서 아무리 병원을 드나든다고 해도 환자를 낫게 하는 것은 '어머니의 약손'입니다. 가족들을 살뜰히 돌보고 음식 하나도 정성으로 내놓는 어머니의 손 같은 책이 되었으면 하는 바람입니다.

한편, 모 단체에서의 요청도 있었고 해서 발행을 시도하였습니다. 과거에 제보를 해주신 분들께 고마움을 전하며 책 발행에 큰 도움을 주신 모아북스출판사에 감사드리는 바입니다.

구 본 홍

● 목차 ●

머리말 ● **5**

알아두기 : **내 몸은 내가 지킬 수 있다...13**

    01 오랜 세월동안 검증되어 온 민간요법 _ 13
    02 자연은 알고 있다 _ 20
    03 민간요법으로 평생 건강을 지킬 수 있다 _ 26

Chapter **1** **위장 관련 질환...31**

    01 위통과 소화불량 _ 32   **02** 위 · 십이지장궤양 _ 35
    03 체했을 때 _ 38   **04** 식중독 _ 42
    05 설사 _ 43   **06** 변비 _ 46

Chapter **2** **간장 질환...49**

    01 황달 _ 50   **02** 지방간 _ 52
    03 간염 _ 54   **04** 간경변증 _ 56
    05 숙취 _ 58   **06** 당뇨병 _ 60

Chapter **3** **호흡기계 질환...67**

01 감기 _ 68   **02** 기침 _ 72

03 감기 증상들 _ 76   **04** 딸꾹질 _ 77

05 천식 _ 78   **06** 늑막염 _ 90

Chapter **4** **혈관계 질환...83**

01 고혈압 _ 84   **02** 뇌졸중 _ 87

03 와사풍 _ 89   **04** 동맥경화증 _ 90

06 신장염 _ 91

Chapter **5** **신경계 질환...93**

01 불면증 _ 94   **02** 울화병 _ 96

03 신경쇠약 _ 97   **04** 우울증 _ 98

06 두통 _ 99   **06** 차멀미 _ 101

Chapter **6** **관절 계통 질환...103**

01 관절염 _ 104   **02** 견비통 _ 107

03 신경통 _ 108   **04** 요통 _ 113

05 동상 _ 116

Chapter **7** **외과계 질환...121**

01 종기, 부스럼 _ 122	02 생손앓이 _ 124
03 상처가 났을 때 _ 125	04 베었을 때 _ 127
05 못에 찔렸을 때 _ 128	06 뱀에 물렸을 때 _ 129
07 개에 물렸을 때 _ 131	08 벌에 쏘였을 때 _ 131
09 지네에 물렸을 때 _ 132	10 타박상 _ 133
11 멍이 들었을 때 _ 135	12 삐었을 때 _ 136
13 치질 _ 138	14 화상 _ 140

Chapter **8** **이비인후과 계통 질환...145**

01 중이염 _ 146	02 귓속에 벌레가 들어갔을 때 _ 148
03 귀울림 _ 148	04 코골이 _ 149
05 축농증 _ 150	06 코피가 날 때 _ 152
07 코가 막혔을 때 _ 154	08 입병 _ 154
09 혓바늘 _ 155	10 구취 _ 156
11 목이 아플 때 _ 158	12 목이 쉬었을 때 _ 159
13 편도염 _ 159	14 목에 가시가 박혔을 때 _ 161

Chapter **9** **안과 · 치과 · 비뇨생식기 관련 질환...163**

01 일반 눈병 _ 164	02 백내장 _ 165

03 다래끼 _ 165   04 야맹증 _ 166

05 시력감퇴 _ 167   06 색맹 _ 168

07 눈에 티 _ 168   08 잇몸병 _ 169

09 충치 _ 170   10 방광염 _ 171

Chapter 10 피부 질환...173

01 가려움증 _ 174   02 버짐 _ 175

03 땀띠 _ 176   04 두드러기 _ 177

05 알레르기 _ 180   06 어루러기 _ 181

07 여드름 _ 183   08 옻이 올랐을 때 _ 185

09 피부병 _ 186   10 습진 _ 189

11 티눈 _ 191   12 기미 _ 192

13 검버섯 _ 193   14 주근깨 _ 194

15 탈모증 _ 195   16 머리 염색 독 _ 196

17 비듬 _ 197   18 무좀 _ 198

Chapter 11 부인병...203

01 냉 · 대하 _ 204   02 생리통 _ 205

03 생리불순 _ 207   04 음부소양증 _ 208

05 자궁염증 _ 209   06 입덧 _ 210

07 임신 중 감기 _ 211   08 임산부 빈혈 _ 212

09 산후복통 _ 213   10 산후부종 _ 214

11 젖몸살 _ 215   12 젖이 넘쳐서 곤란할 때 _ 216

13 산모의 젖 부족 _ 217   14 산후 _ 218

Chapter **11** **소아과 질환...221**

01 감기 _ 222   02 기침 _ 223

03 백일해 _ 224   04 천식 _ 226

05 체했을 때 _ 227   06 구토 _ 229

07 설사 _ 230   08 소아변비 _ 232

09 야뇨증 _ 233   10 땀띠 _ 235

11 침 흘림 _ 236   12 태열 _ 236

13 다한증 _ 238   14 허약체질 _ 239

내 몸은 내가 지킬 수 있다

1 오랜 세월동안 검증되어 온 민간요법

■ 민간요법, 우리 조상들의 건강 주치의

'민간요법'이라는 말을 들으면 무엇이 떠오르시는지요? 아마 많은 분들이 민간요법은 한의학과는 완전히 다른 '돌팔이 처방'이라고 생각할 수도 있을 것입니다. 생활 속에서 누군가 민간요법으로 질병을 치료하고 있다고 말하면 '미신을 믿고 있군' 하는 눈초리가 쏟아지는 것입니다. 이는 민간요법의 효능이 과학적으로 검증되지 않았고, 서양의학의 관점에서 민간요법은 엉터리 치유법으로 생각하기 때문입니다.

물론 이런 통념들이 자리 잡기 시작한 것에는 민간요법에 대한 잘못된 맹신이 큰 몫을 합니다. 언젠가 진료를 하던 도중에 머리에 진물이 심하게 생긴 환자를 만나게 된 적이 있습니다. 이야기를 들어보니 탈모와 비듬에 목초 액이 좋다는 얘기를 듣고 목초 액을 짙은 농도로 머리에 발랐다가 심각한 부작용을 앓고 있었습니다.

아시다시피 목초액은 성질이 강한 약재로서 함부로 사용할 경우 오히려 좋지 않은 영향을 가져올 수 있는 만큼 전문가의 처방이 반드시 필요합니다. 뿐만 아니라 지네가 허리 병에 좋다는 이야기를 듣고 비싼 값에 지네를 먹었지만 아무 효험을 보지 못한 환자도 만났습니다. 저는 이런 분들과 마주 대하면서 많은 분들이 민간요법에 대해 잘못된 이해를 하고 있다는 점을 되짚어보지 않을 수 없었습니다.

■ 우리 질병은 모두 각각 다른 원인을 가진다

우리 몸의 질병은 모두 같은 원인에서 시작되는 것이 아닙니다. 허리 병의 경우, 어떤 분은 허리를 무리하게 사용해서일 수도 있고, 평소의 자세가 문제일 수도 있으며, 또는 다른 오장육부의 문제로 인해 병적 반응을 보이는 것일 수도 있습니다. 이처럼 질병의 원인이 각각 다르고 치료 방법이나 쓰이는 약재로 달라야 할 상황에서 '~에는 ~가 좋다'는 식으로 '묻지도 따지지도' 않고 무조건 좋다는 것만 먹는 것은 한의학에 대한 올바른 이해와는 거리가 먼 행동이 아닐 수 없습니다.

반면 이 부분은 서양의학의 대중치료에서도 번번이 지적되는 부분입니다. 서양의학의 주요 골자는 바로 증상에 대한 치유입니다. 서양의학은 당뇨병, 심장질환, 암 등의 질환에 대해 다소 도식적인 치료 방법을 사용합니다. 환자가 병에 걸리기 전에 어떤 위험 요인을 품고 있었고 어떻게 그것을 고쳐나갈지, 어떤 부분을 보완하고 덜어야 할지를 고민하는 치료법은 아직 크게 각광받지 못하고 있는 것입니다.

물론 서양의학적 치료 방법이 놀라운 생명 연장의 기적을 가져온 것은 사실입니다. 하지만 21세기 들어 현대인의 병은 점차 복잡다단한 양상을 띠고 있습니다.

이는 병의 종류와 양상, 원인과 과정이 세분화되면서 치료 방법과 처방 또한 달라야 하며 양방, 한방 가릴 것 없이 모두가 질병 치료에 전력투구해야 한다는 것을 말해줍니다.

■ 민간요법은 세월을 견뎌온 의학이다

우리가 어렸을 때 어머니는 어떤 존재였습니까? 자식들을 먹이고 재우고 키워내는 훌륭한 양육자였을 뿐만 아니라, 동시에 가족들이 아플 때 정성을 다해 치료하는 의사이기도 했습니다. 마을에는 용하다는 의사들이 한둘은 있었고 자식들이 아프면 어머니들은 자신의 힘으로 치료를 하면서 동시에 이 의사들의 도움을 받았습니다. 그리고 어머니의 이런 정성이 수많은 자식들을 죽음으로부터 구해냈습니다.

그리고 우리나라는 물론 전 세계적으로 민간요법과 자연의학이 다시금 주목받기 시작한 것은 바로 20세기 후반부터입니다. 전염병이 줄어들고 고치기 어려운 성인병이 늘어나자 상대적으로 항생제 위주의 치유율이 높았던 서양의학의 한계가 드러나기 시작한 것입니다. 특히 우리나라의 경우 오랜 의학의 역사를 가진 나라인 만큼 과학적 의학보다는 전통의학이 우리 몸의 근원을 치유하는 데 적합하고, 효과는 더디지만 생약이 부작용도 적고 전통요법은 민간요법이 우리 몸에 더 잘 맞는다는 의견들이 크게 부각되었습니다.

또한 우리나라뿐만 아니라 많은 나라들의 전통의학들도 서서히 알려지기 시작했습니다. 우리나라의 전통의학은 한의학이라고 부릅니다. 그리고 일본에는 한방漢方, 중국에선 중의학中醫學, 몽골에서는 몽의학蒙醫學, 티베트에서는 장의학藏醫學, 그리고 중앙아시아의 위구르족에게는 유의학維醫學이라는 민간 전통의학이 존재합니다.

이 각국의 전통의학은 오랫동안 각기 다른 풍토에서 발전된 훌륭한 경험의학經驗醫學이며 오랜 세월 동안 그 효험이 입증되어온 치료법입니다. 심지어 과학적 의학이 지배하는 유럽에도 이런 전통의학과 민간요법이 수없이 발견되고 있습니다.

이는 오래전 인류의 조상들이 가졌던 한 가지 생각에 근거합니다. 인류의 조상들은 오직 자연 속에서 자신의 건강을 유지하며 살아갔습니다. 그들은 스스로를 자연의 일부라고 생각했고 따라서 인간의 몸에 병이 든다면 반드시 자연 속에 그것을 치유할 수 있는 약재가 있다고 믿었습니다. 그리고 오랜 세월 동안 대를 걸쳐 자신들도 모르게 다양한 임상실험을 감행했고, 그렇게 해서 만들어진 것이 바로 각국의 전통의학, 그리고 민간요법인 것입니다.

■ 완벽한 의학은 존재하지 않는다

물론 민간요법은 엄밀히 말해 정통적인 전통의학과는 다릅니다. 전통의학은 그 밑바탕에 학문적인 축적과 태도가 녹아 있고 민간요법보다 여러 면에서 엄격합니다. 따라서 모든 민간요법이 전통의학인 것은 아닙니다.

하지만 민간요법은 지금껏 우리 선조들이 세월 속에서 대를 물려 우리에게 전달해준 세월과 지혜가 축적된 보고이기도 합니다. 따라서 이제 중요한 것은 민간요법을 사용하는가, 그렇지 않은가가 아니라 민간요법을 어떻게 이해하고 어떻게 활용할 것인가에 초점을 맞춰야 할 것입니다.

오랜 세월 동안 의사 일을 하면서 제가 느낀 것은 만물은 통하고, 모든 것은 조화를 이룰 때 가장 훌륭하다는 것입니다. 민간요법이건 전통의학이건 서양의학이건, 이 모두는 각자 서로에게 배울 부분을 가지고 있습니다.

인간의 몸이 숫자로 떨어지는 기계가 아니듯이, 병을 치료하는 의학에서도 무엇이 절대적으로 옳거나 그르다고 말할 수 없다는 것입니다. 그런 면에서 현재 우리가 살아가는 21세기는 다양한 질환으로 고통 받는 시기인 반면에, 또한 다양한 의학들의 치료 방법을 적절히 활용할 수 있는 축복받은 시기라고도 볼 수 있습니다. 실로 최근 들어 서양의학과 전통의학, 민간요법들을 적절히 사용해서 환자를 치료하고자 하는 새로운 바람이 불고 있는 것도 하나의 반증입니다.

현재 지구촌에서 자연의학을 이용하는 의사들이 늘어나면서 일부 국가는 자연의학의 활용률이 전체 의학의 70%에 이른다고 합니다. 특히 선진국일수록 이런 경향이 두드러지고, 나아가 WHO도 각국에서 대체치료를 적극 이용하도록 권장하고 있을 정도입니다.

이를 현대의학의 한계를 극복하기 위해 보완대체의학(CAM:Complementary and Alternative Medicine)이라고 부르는데, 독일, 영국 등 유럽과 미국의 경우 현재 대체의학이 현대의학을 앞섰다고 평가되고 있습니다.

한 예로 독일에는 약 2만 명의 대체의학 의사들이 활동하고 있고, 프랑스도 의사의 40%가 동종요법으로 환자를 치료하고 있습니다. 나아가 미국도 가정의학과 의사 10명 중 7명이 자연의학 치료를 겸하고 있고, 유명 의과대학 교과과정에 대체의학이 필수과목으로 자리잡고 있습니다.

■ 민간요법, 제대로 알아보자

그렇다면 이 같은 의료 선진국들이 자연의학에 몰두하게 된 이유는 무엇일까요?

첫째는 고혈압과 당뇨병, 심장병, 뇌졸중, 암과 비만 등 현대인을 죽음으로 몰고 가는 만성질환과 생활습관성 질환들, 그리고 새로운 바이러스성 질환에 대하여 현대의학이 일부에서그 한계성을 드러냈기 때문입니다.

둘째는 증상 부위에 직접 처치하는 철저한 대증요법으로는 보이지 않는 증상의 원인을 해소하기 어렵다는 것을 깨달았기 때문입니다. 예로 미국의 노벨상 2회 수상자 라이너스 폴링 박사는 '단편적이고 분석적인 현대의학 대신, 인간을 다루는 의학은 종합적이고 전인적인 접근 방식이 필요하다'고 강조하고 있습니다. 또한 오히려 현대의학이 인간의 건강 증진에 방해가 될 수 있고 앞으로 질병을 예방하고 교육하는 쪽에 관심을 기울이지 않을 경우 현대인의 건강한 미래는 희망적이지 않을 것이라고 덧붙이고 있습니다.

이런 상황에서 우리 가까이 존재하고 오랜 세월을 통해 걸러진 훌륭한 민간요법들을 적절히 활용하는 것은 국민 건강을 위해 아주 중요한 부분입니다. 이는 우리의 일상 속에서 다양한 방법으로 건강을 보존하고자 노력했던 우리 선조들의 지혜를 받아들이는 또 하나의 방법이 될 것이며, 서양의학에만 의존했던 우리 건강의 미래를 보다 온전하게 구현하기 위한 노력이 될 것입니다.

다만 민간요법에 대한 지금까지의 잘못 알려진 인식들을 바로잡기 위해서는 일단의 합리적인 사고로 민간요법을 바라봐야 합니다. 그렇다면 민간요법이 가진 전통적인 자연친화적 사고에 대한 개요와 이해를 통해 민간요법이 추구하는 진정한 건강비결은 무엇인지 알아보는 것도 건강을 지키는 유익한 정보가 될 것입니다.

2... 자연은 알고 있다

■ 민간요법은 자연의 치료법이다

전통의학, 그리고 민간요법의 가장 밑바닥에 깔린 근간은 바로 자연과 일치하고자 하는 겸양입니다. 사실 이것은 인간만이 가진 특성이 아닙니다. 지구상의 자연과 더불어 살아가는 모든 생명체의 생존방식입니다.

야생동물들에게는 고혈압도, 당뇨병도, 심장질환도 없습니다. 거의 대부분의 짐승들이 사고나 굶주림, 또는 치명적인 질병이 아니면 제 수명을 다하고 고통 없이 수명을 다합니다. 이들의 특징은 바로 자신들의 삶의 패턴을 자연의 순환에 맡긴다는 점입니다. 배가 고프면 밥을 먹고 추우면 따뜻한 곳을 찾으며, 졸음이 올 때는 몸을 뉘이고 깊은 잠에 빠져듭니다. 이들은 자연을 거스르지 않으며 그 안에서 건강과 평화를 찾으며 고통 없이 삶을 누립니다.

아마 인류의 시조도 마찬가지였을 것입니다. 달력도 시계도, 기술도 문명도 없던 시절에 이들은 자연을 관장하려고 하는 대신 자연의 관장물로서 밤과 낮, 계절의 흐름에 따라 자신의 삶을 영위해 갔을 것입니다. 또한 이처럼 인간이 야생동물과 같았던 시절에는 아마 질병을 고치는 것도 지금과는 크게 달랐을 것입니다.

■ 현대인의 질병은 문명병이다

굳이 우리가 모르는 과거를 언급하지 않더라도 불과 50년 전과 비교해볼 때 우리의 삶은 놀랄 정도로 많은 것이 달라졌습니다. 기술은 눈부실 정도로 발전했고 우리의 일상도 수많은 문명의 혜택을 받으며 엄청날 정도로 편해졌습니다.

하지만 이 같은 문명이 발전만큼 과연 우리의 건강도 발전했는가 묻는다면 긍정적인 대답을 내놓기 어려울 것 같습니다. 서양의학의 발전으로 인해 바이러스 질병에 대한 대응력은 강해진 반면, 이제는 고혈압, 암, 동맥경화, 당뇨병 등 이른바 문명병이라고 불리는 새로운 질병들이 우리를 공격하고 있기 때문입니다.

동시에 다양한 외과적 수술과 화학약제들이 개발되고 있지만 여전히 이 질병의 치료는 어렵기만 합니다. 또한 막대한 비용과 견디기 힘든 치료들로 인해 치료가 질병 자체만큼이나 삶의 질을 낮추고 있는 것은 물론, 평균수명은 늘어났지만 '건강한 장수'는 불가능한 모순된 건강 상태로 우리를 이끌고 있습니다. 그렇다면 이런 상황에서 건강하게 장수하는 질병 예방과 치료는 어디에서 시작되는지도 살펴봐야 합니다.

■ 장수의 비결은 자연 친화에서 시작된다

남미 에콰도르의 빌카밤마, 그루지아의 캅카스, 일본 오키나와와 중국 루가오, 파키스탄의 훈자……. 이 마을들에는 하나의 공통점이 있습니다. 바로 90세 이상의 장수자가 월등히 많다는 점입니다. 이 때문에 이 마을들은 세계적인 장수 마을로 불립니다.

세계적으로 유명한 장수 마을들을 조사한 몇몇 연구결과들을 보면 자연스레 한 마디가 떠오릅니다. '장수는 결코 우연이 아니다'라는 말입니다. 실로 장수자가 많은 세계의 곳곳 마을들에는 몇 가지 공통점이 있는데 가장 대표적인 공통점을 찾자면 바로 '자연에 순응한다는 것' 입니다.

이 마을들 중의 훈자는 히말라야 산중의 파키스탄 서북쪽에 있는 작은 왕국입니다. 이곳의 국민들은 85세 정도가 장년층에 속하고, 대부분의 사람들이 100세가 넘을 때까지 장수합니다. 게다가 의사들의 연구 보고에 의하면 90세에서 120세까지 다들 심장이 건강했고 치아도 튼튼했으며 머리카락은 윤기가 돌고 표정도 활력 있었다고 합니다. 나아가 이들의 경우 일반적인 성인병은 거의 드물고 특히 암 환자가 없습니다. 그렇다면 이들의 건강과 활력의 비결은 무엇일지 궁금할 수밖에 없습니다.

그 원인에 대해 의사들은 가장 먼저 깨끗한 자연환경과 자연농법을 꼽았습니다. 훈자의 경우 히말라야 산맥이 가로막고 있어 외부 세계로부터 완전히 격리된 나라입니다. 이곳의 주민들은 면양을 기르고 앵두나 살구과수원을 가꾸며 삽니다. 그리고 이런 농법들에서 자연스레 화학적인 살충제는 전혀 쓰지 않습니다. 그저 물에 횟가루를 섞어 병충해를 방지하는 정도가 고작입니다.

하지만 이곳을 방문한 의사들이 더 크게 주목한 것은 바로 식습관이었습니다. 훈자 사람들은 수수나 여러 가지 과일, 야채, 벌꿀, 콩류, 그밖에 정제하지 않은 곡류를 주로 먹으며, 육식을 거의 하지 않습니다. 게다가 이들의 하루 평균 섭취 칼로리는 1900Kcal로서 우리들의 평균 섭취량 3300Kcal에 비하면 매우 적은 양에 불과합니다.

대신 이곳 사람 대부분은 습관처럼 앵두나 살구씨를 쪼개어 먹거나 기름으로 짜서 먹습니다. 언뜻 보면 빈곤하게 먹는 것처럼 보이지만, 이 모든 과일과 콩류, 정제하지 않는 곡류 등은 온갖 미네랄과 비타민이 풍부한 음식들입니다. 또한 이들이 자주 먹는 살구 씨를 먹는 일은 대체의학에서 그 효과를 강조하는 살구 씨 요법과도 유사합니다.

다시 말해 이곳 훈자의 사람들은 대부분 생 채식을 하고 육류를 가급적 배제했으며, 나아가 과식을 하지 않은 것 이상으로, 우리 몸에 필수적으로 필요한 여러 영양소들을 충분히 균형 있게 섭취하고 있었던 것입니다.

비단 훈자뿐만 아니라 에콰도르의 빌카밤마, 그루지아의 캅카스의 경우 깨끗한 공기와 물로 유명한 곳이며, 또 다른 장수 마을인 중국의 바마, 이탈리아의 사르데냐의 경우 거친음식을 많이 먹는 곳으로 잘 알려져 있습니다. 나아가 일본 오키나와와 중국 루가오의 경우 적은 음식을 느리게 소식하는 것이 장수 비결이었고, 불가리아, 프랑스의 장수마을은 전통 음식에 조예가 깊은 마을입니다. 마지막으로 이탈리아의 캄포디멜레의 노인들은 부지런히 움직이고 많이 웃는 사람들로 알려져 있습니다. 즉 이들의 장수비결은 자연친화적인 삶과 자연적인 먹거리, 그리고 건강한 생활태도라는 삼박자가 만들어낸 것입니다. 그리고 이 같은 연구 내용들은 현대인들의 질병을 어떻게 다뤄야 하고, 과연 무엇이 진정으로 올바른 치료인가를 명확히 보여줍니다.

■ 민간요법은 바른 먹거리에서 시작된다

민간요법은 철저하게 자연에서 나오는 식재료나 약재만을 약으로 사용합니다. 다시 말해 우리가 자연에서 얻을 수 있는 것만을 이용할 뿐, 인위적으로 그것을 변형시켜 사용하지 않습니다. 이는 전통의학에서 강조하는 기본정신인 의식동원醫食同源에서도 잘 나타나 있습니다. 우리 전통의학은 먹는 음식이 곧 몸을 구성하며, 음식 자체가 몸의 질병을 고치는 약이 된다고 말합니다.

하지만 이처럼 음식이 약이 된다는 사실을 알고는 있어도 이를 일상 속에서 직접 실천하는 일은 쉽지 않습니다. 쫓기는 생활 속에서 끼니 챙겨먹는 것도 쉽지 않으며, 건강하자고 먹는 음식들이 오히려 건강을 위협할 때도 있습니다. 종류를 셀 수 없는 식품 첨가물과 방부제, 화학 성분과 잔류 농약, 그 외에도 잘못된 식습관으로 인한 비만과 영양 불균형 등등 장애물은 어디에나 존재합니다.

이런 상황에서 건강을 잃지 않으려면 어떤 음식을 어떻게 먹고,

진정 우리 몸에 도움이 되는 식습관은 무엇인지 한번쯤 돌이켜볼 필요가 있을 것입니다.

■ 바른 생활습관으로 내 가정의 건강을 지키자

건강을 챙기는 것은 평소 오리가 깃털을 간수하는 것과 유사하다는 말이 있습니다. 아시다시피 오리는 꼬리 부분에 기름 주머니가 있습니다. 오리는 항상 주둥이로 꼬리의 기름을 떠서 틈틈이 깃털에 문지르는데, 그래야 깃털이 물에 젖지 않아 물 위에 떠 있을 수 있기 때문입니다. 이는 우리가 매일 먹는 식단, 우리가 매일 고수하는 생활습관이 건강뿐 아니라 수명과 직접적으로 연결된다는 것을 말해줍니다. 오늘 하루 내가 먹은 음식들, 오늘 하루 내가 취한 행동들이 차곡차곡 쌓여서 내 건강의 수명을 결정한다는 의미입니다.

이 책은 다양한 민간요법을 통해 일상적으로 건강을 지킬 수 있는 길을 제시하는 동시에, 결국은 우리가 먹는 것이 우리 몸을 망치기도 하고 치료하기도 한다는 사실을 보여줍니다. 오늘 하루 우리가 먹은 식탁이 우리의 건강을 지키는 든든한 지원군이라는 뜻입니다. 한편 우리 주변에서 쉽게 구할 수 있는 많은 식재료들에 대해서도 한번쯤 고려해봐야 합니다. 자연에서 나온 음식은 그 자체로 자연에서 나온 약입니다. 또한 자연식에 대한 풍부한 지식을 가지고 있으면 이를 가정의 상비약으로 사용함으로써 내 가족의 잔병치레에 보다 현명하게 대처할 수 있습니다.

3... 민간요법으로 평생 건강을 지킬 수 있다

■ 질병의 원인은 나에게 있다

병에 걸렸을 때 어떤 사람은 하늘을 원망합니다. 어째서 나에게 이런 질병과 고통을 내렸냐고 원통해하고 슬퍼합니다. 하지만 우리 몸은 결코 우리에게 거짓말을 하지 않습니다. 아주 특별한 몇몇 경우를 제외한 대부분의 질병들의 원인은 결코 멀리 있지 않습니다. 내가 선택한 생활방식과 먹거리, 습관 등이 바로 오늘의 결과를 만든 것입니다. 하지만 이는 또 하나의 사실을 시사합니다. 지금부터라도 그 사실을 깨닫고 자신의 환경과 습관을 바꿔나간다면 다시금 몸을 깨끗이 하고 건강을 되찾을 수 있다는 사실입니다. 이는 '모든 원인이 나에게 있으니 모든 게 내 죄과'라고 생각해 절망에 빠지라는 뜻이 아닙니다. 그 반대로 '내 질병의 원인은 나였으니 회복할 수 있는 길도 나에게 있다'는 굳은 마음으로 스스로를 정성을 다해 돌보고자 해야 한다는 것입니다. 지성이면 감천, 노력이 있으면 길이 있다고 했습니다. 스스로의 힘을 믿고 굳건하게 회복의 길로 들어서고자 하는 신념이 있으면 같은 약을 써도 그 효과와 효능은 클 수밖에 없습니다.

■ 생활습관을 꼼꼼하게 교정하라

우리가 온종일 하는 말을 녹음해서 들어본다면 아마 대부분은 놀랄 것입니다. '설마 내가 이런 말을 했다고? 어쩌면 이렇게 엉뚱할까?' 라고 생각하게 될 것입니다. 우리의 생활습관이나 식습관도 마찬가지입니다. 우리가 하루에 습관대로 행하는 행동들에는 분명히 질병을 불러오는 습관들이 적지 않습니다. 이 같은 질병을 불러오는 습관들은 서서히 중독되는 독과 같습니다. 그 결과가 단번에 나타나지 않고 세월 속에 축적되다가 몸이 그 한계를 이기지 못하면 작고 큰 질병으로 드러나게 됩니다. 이처럼 몸이 심하게 망가지면 민간요법만으로는 제 균형을 찾기 어렵고, 그 병을 치유하는 데 적지 않은 노력이 들어가게 됩니다.

돌로 된 건축물도 결국은 작은 균열에서 붕괴가 시작됩니다. 미리 그 균열된 부분을 찾아서 보수하면 더 큰 붕괴를 막을 수 있습니다. 우리의 생활습관에서도 같은 사고를 견지할 필요가 있습니다. 오늘 하루의 내 습관이 질병을 막고 건강한 삶을 유지하는 벽돌이라 생각하고 충실한 생활습관을 견지합시다.

■ 믿음과 신념을 잃지 말라

플라시보 효과라는 것이 있습니다. 언젠가 재미있는 실험을 했는데 병을 앓는 환자들에게 "이 약이 새로 개발된 신약이니 충실히 먹으라"는 조언과 함께 일반 비타민제를 처방한 것입니다. 그런데 놀랍게도 그것을 굳게 믿은 일부 환자들에게서 병이 눈에 띄게 호전되는 반응이 나타났습니다. 흔히 몸은 마음의 거울이라고 합니다. 몸이 아프면 마음이 아프고, 마음이 아프면 몸이 아프다고도 합니다. 이는 반대로 정신이 건강하면 몸도 회복이 빠를 수 있다는 가능성을 보여줍니다.

병을 치료하는 데 있어서 가장 중요한 것 중에 하나는 치유될 수 있다는 믿음과 신념입니다. 병을 치료하는 사람이나 치료를 받는 사람 모두가 긍정적인 마음가짐으로 성심을 다해 병을 돌보면 분명히 좋은 결과를 얻을 수 있습니다. 이런 긍정성은 우리 몸이 본래부터 가진 자연치유력을 극대화해서 병을 근본적으로 치유하는 힘을 높여줍니다.

■ 전문의와 상담하라

민간요법은 세월을 통해 검증된 치료법이지만 사람마다 그 증상과 효능이 다를 수 있고, 각각의 요법에서 쓰이는 약재들의 효용을 정확히 알기가 쉽지 않은 데다, 스스로 자기 병의 진단을 내려 정확한 요법을 사용하기가 쉽지 않습니다.

따라서 가벼운 증상을 제외한 다른 질병들에 민간요법을 올바르게 적용하려면 반드시 전문의와 상담하여 정확한 병명과 증상을 알고 대처하는 일이 필요합니다. 자신의 몸은 자신이 가장 잘 압니다.

그러나 때로 우리의 인식이 틀리는 경우도 있습니다. 심각한 질병일수록 "내 병은 내가 안다"는 생각이 엉뚱한 치료를 적용해 병의 치료에 오히려 장애를 불러오는 경우도 있음을 분명히 명심해야 합니다.

■ 체질마다 효능이 다르다는 것을 인지하라

감기에 걸렸을 때 어떤 사람은 약을 쓰지 않고도 낫는가 하면, 약을 하루만 먹고도 낫는 사람이 있고, 며칠간 약을 먹어도 계속 시달리는 사람도 있습니다. 이처럼 약이라는 것은 각각의 체질과 기본 체력, 생활습관과 건강의 수준에 따라 그 효능과 적용 기간이 달리 나타나게 마련입니다.

특히 민간요법의 경우 동양의학에서 기인한 것인 만큼 사상체질에 기인하여 처방되는 경우가 많습니다. 그 때문에 어떤 사람에게는 잘 맞는 약이 다른 체질에서는 맞지 않는 경우가 발생합니다. 만일 일정 기간 처방을 했는데도 효능이 없다면 '역시 민간요법은 효능은 없구나' 라고 생각하는 대신 다른 처방을 적용해보는 것이 도움이 됩니다. 비록 병증을 완화시키지 못한다 해도 민간요법은 대개 독이 없고 오히려 보신과 보양의 기회가 될 수 있습니다.

■ 인내심을 가져야 한다

민간요법은 곧바로 증상 완화가 나타나는 대증요법과는 달리 우리 몸의 근원부터 균형을 잡아가는 처방입니다. 따라서 그 약효도 오랜 시간에 걸쳐 나타나는 경우가 많습니다. 가끔 어떤 처방은 3~7일 이내에 그 효능이 나타나는 경우도 있지만, 생약이라는 것은 본래 몸의 균형이 서서히 자리를 잡아가면 그 효능이 줄어들고, 따라서 효과가 없다는 느낌이 들 수 있습니다. 특히 먹으면 곧바로 효과가 나타나는 서양의학의 약재에 익숙할수록 이런 느낌이 더 강하게 들 것입니다.

하지만 처음에는 효능이 있다가 덤덤해졌다던지, 며칠이 지났는데도 큰 호전이 없다고 해서 복용을 단번에 중지하는 것은 민간요법에 걸맞은 치료 방법이 아닐 것입니다. 인내심을 가지고 병증을 지켜보고 더 건강해지겠다는 마음으로 꾸준히 실행하는 가운데 빛을 볼 수 있는 것이 민간요법임을 기억해야 합니다.

위장 관련 질환

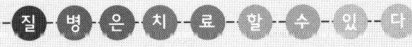

질 병 은 치 료 할 수 있 다

01... 위통과 소화불량

02... 위 · 십이지장궤양

03... 체했을 때

04... 식중독

05... 설사

06... 변비

1 ... 위통과 소화불량

복통은 다양한 이유로 일어난다. 내장질환의 거의 대부분이 복통을 동반하기 때문이다.

다만 각각의 내장마다 통증 부위가 다른데 위염 등으로 인한 위의 통증, 나아가 소화불량 등으로 인한 복통은 주로 윗배에서 일어난다.

위통에 대해서 유명한 한 마디가 복무열통腹無熱痛이다. 열 때문에 배에 문제가 생기는 일은 결코 없고, 위통과 소화불량 등은 근원적으로 배가 차가워지는 데서 시작되는 것이라는 뜻이다.

따라서 위통과 소화불량, 나아가 모든 복통에는 따뜻한 기본적으로 온열찜질을 하면 좋은 효과를 볼 수 있다.

또한 위통과 소화불량의 경우 병소 때문이라기보다는 다양한 음식과 정신적 긴장에 의해서도 발생하는 만큼 그날 있었던 일들에 문제가 있었는지, 어떤 음식을 먹었을 때 주기적으로 통증이 발생하는지를 살펴 주의하도록 해야 한다.

재료와 활용법

✿ 귤껍질
귤껍질을 볶아서 곱게 가루를 내어
따뜻한 물에 타서 먹는다.

✿ 고추
빨간 고추를 갈아서 조금씩 마신다.
(생고추가 더 좋음)

✿ 표고버섯, 생강
위 재료를 끓여서 복용하는데 다른
버섯도 약하지만 효과는 있다.

✿ 산초나무 열매
산초열매의 기름을 짜두었다가
복용하거나 급할 때는 끓여 마신다

✿ 검정콩, 소주
검정콩 한 줌을 소주 2홉에 넣어 끓여서
절반쯤 졸아들면 마신다.(소주의 알코올
성분은 끓으면서 거의 없어진다)

✿ 대파, 정종
대파 2~3뿌리를 크게 잘라 절구(믹서)에
찧어 반 컵 정도의 정종에 넣어 달여 마
신다.

✿ 피마자 기름
급체에는 피마자 기름을 소량씩 마신다.

✿ 생강
즙을 내어 마신다.

✿ 소금
굵은 소금 적당량을 그릇(프라이팬)에
넣고 약한 불에 노릇노릇하게 볶아서 차
수저로 1~2수저를 따뜻한 물에 타서 마
신다.

✿ 제비콩(백편두, 까치콩)
제비콩, 또는 잎, 줄기를 달여 마신다.
특히 여름철에 더 유효하다.

✿ 무
무를 즙을 내어 하루에 2~3번씩 식후에
마신다.

✿ 돌나물 (돗나물)
돌나물의 즙을 식후에 마신다.

✿ 매실
매실을 말려서 가루로 만들어두고
매 식후에 한 수저씩 먹는다.

❖ 마 뿌리, 삽주뿌리, 계내금
재료를 잘 건조하여 분말로 해 놓고
식후 30분에 복용한다.

❖ 양파, 미나리 줄기
함께 즙을 내어 마신다.

❖ 볏짚
볏짚을 진하게 달여 식후에 마신다.

❖ 소금, 삽주뿌리
재료를 노릇노릇하게 볶아서 가루
내어 식후에 복용한다.

❖ 쇠 쓸개, 탱자
탱자는 씨를 빼서 가루로 만들고, 쇠 쓸
개는 터뜨려서 탱자가루와 반죽해 환을
만들어 적당한 양을 매 식후에 물로 마
신다. (녹두 크기라면 30~40개씩)

❖ 쑥
좀 쓰지만 달여서 조금씩 마신다.

❖ 지우초
지우초 달인 물로 식혜를 만들어
장기간 수시로 마신다.

❖ 칡
칡을 잘 말려서 가루를 내어 찻수저로
2~3수저씩 물과 함께 마신다.

❖ 탱자
덜 익은 탱자를 소금물로 닦고 잘게 썰
어 설탕에 재웠다가 조금씩 달여서 공복
에 마신다.

❖ 할미꽃 뿌리
푹 삶은 물로 식혜를 만들어 놓고 수시로
마신다.

❖ 감자
껍질째 강판에 갈아 매 식전에 마신다.

❖ 결명자, 구절초
진하게 달여 매 식후에 마신다.

❖ 귤껍질
깨끗한 귤껍질을 골라 잘게 썰어 두었다
가 한줌씩 달여 마신다.

❖ 감자, 당근, 사과, 인삼
위 재료를 소량씩 강판에 갈아서 식전에
마신다.

❀ 창포 뿌리

창포 뿌리를 달여 식후에 마신다.

❀ 씀바귀

소금물에 데쳐서 말려두었다가
소량씩 달여 마신다.(냉장고에 보관

해서 차게 마셔도 된다)

❀ 마늘

짓찧어 설탕을 뿌리고 물을 조금 부어
약한 불로 끓여서 뚜껑 있는 병에 담아
매 식후에 복용한다.

---

2 ... 위 · 십이지장궤양(소화성 궤양)

위궤양과 십이지장궤양은 흔한 위통이나 소화불량과는 다른 소
화성 궤양이며 염증을 동반한다. 위궤양은 특히 생활습관과 긴밀한
연관이 있는데 바쁜 생활에 쫓기면서 식사를 제때 못해 리듬이 깨
지면서 병을 일으키는 경우가 적지 않다.

특히 아침을 자주 거르고 밤에 폭식을 하는 경우 위궤양의 발병
률이 높아지게 된다.

십이지장궤양도 마찬가지로 불규칙한 생활리듬과 식습관, 정신
적 스트레스로 인해 자주 발생한다. 위와 십지이장궤양의 특징은
각각의 장기의 점막상피가 손상된다는 점이다. 초기에는 거의 통증

을 느끼지 못하다가 병이 진행되면 통증이 느껴지기 시작한다.

스트레스가 많은 현대인들에게 자주 볼 수 있는 원인병인 만큼 항상 마음을 편안하게 다스리고 규칙적인 식사를 하기 위한 노력을 기울여야 한다.

재료와 활용법

양파, 감자
양파와 감자를 비슷한 양으로 끓여서 국처럼 자주 먹는다.

감초, 소금
감초 달인 물에 약간의 볶은 소금을 타서 마신다.

오징어 뼈, 소금
오징어 뼛가루에 볶은 소금을 타서 한 수저씩 따뜻한 물로 식간에 복용한다.

느릅나무
느릅나무의 잎이나 가지, 또는 뿌리 등을 진하게 달여서 매 식간에 복용한다.

꽈리
열매, 줄기를 삶아 공복에 마신다.

땅콩
땅콩을 갈아 죽으로 공복에 먹는다.

마늘
구워서 수시로 먹는다.

돌미나리
즙을 내어 조석으로 마신다.

양배추
즙도 좋거니와 작게 썰어서 우유에 적셔 먹어도 좋다.

인삼, 감초, 양배추
인삼과 감초는 가루로 하고, 양배추는 즙을 내어 정당히 섞어서 매 식후 1시간 쯤에 마신다.

찹쌀
노릇노릇하게 볶아서 가루로 만들어 속

이 쓰릴 때 2~3수저씩 따뜻한 물과 함께
마신다.

❖ 굴 껍질, 함박꽃 뿌리, 감초
각각 같은 분량으로 분말을 만들어 공복
통이 있을 때에 2~3스푼씩 따뜻한 물로
마신다. 굴 껍질은 잘 씻어서 불에 구워
가며 가루를 내는 것이 바람직하다.

❖ 인진쑥
인진쑥을 달여서 식후에 마신다.

❖ 드릅나무 껍질, 감초
드릅나무 껍질과 감초를 3:2 비율로
달여서 식후에 복용한다.

❖ 무궁화나무
잘게 썰어 차처럼 공복에 마신다.

❖ 오리나무
야생 오리나무를 잘게 썰어 다소 진하게
달여서 공복에 마신다.

❖ 인삼, 산약, 창출, 백반
인산, 산약, 창출은 같은 양으로 하고 백
반은 그 4~5분의 1로 분말 형태로 넣어
매 식전에 찻수저 하나씩 먹는다.

❖ 막걸리, 꿀, 달걀
막걸리(정종이나 포도주도 무방) 반 컵
에 꿀 3수저, 달걀 1개를 잘 섞어서 속이
쓰릴 때 마신다. 장기간 사용하지 않아
도 효과가 있다.

❖ 토마토, 감자
스트레스에 의한 궤양이라면 토마토와
날 감자를 2:1 비율로 갈아서 아침 식전,
저녁 식후에 한 컵씩 마신다.(감자는 싹
눈을 제거할 것)

❖ 인삼, 살구씨
말린 인삼 5뿌리와 살구씨 20개를 3~4컵
의 물에 넣고 약한 불로 2~3시간 달여서
조석으로 식후에 반 컵씩 마신다. 소화성
궤양이나 위암 수술 후에 오는 경미한 위
통에 보조요법으로 도움이 될 수 있다.

❖ 무
무를 깨끗이 씻어서 껍질째 강판에 갈아
약간의 소금을 쳐서 식전에 큰 수저로
1~2수저씩 먹는다.

❖ 제비콩
콩이나 잎, 줄기 모두 쓸 수 있다. 달여서
반 컵씩 식전에 마신다.

함박꽃 뿌리
달인 물로 식혜를 만들어 매 식후 한 시
간 전후에 반 컵씩 마신다.

회향
분말로 2스푼씩 소금물에 마신다.

---

3 ... 체했을 때(위염 – 급, 만성)

체하는 것을 흔히 식체食滯라고 하는데 대부분은 음식을 먹고 난 뒤에 발생하기 때문이다. 음식물을 섭취한 뒤 가슴이나 가슴 밑이 답답하고 트림은 나오는데 꽉 막힌 기분이 들며 신물이 올라온다는 식체 증상으로 볼 수 있다. 식체가 심해지면 머리가 아프고 악취가 풍기는 설사를 하기도 하며 열이 오르거나 손발이 차고, 얼굴이 창백해진다.

이때는 몸 안에 막혀 있는 기운을 다시 융통시키면 급한 증상을 해결할 수 있다. 이런 식체는 드물게 발생하지만 비위 소화기 계통이 약할 경우 자주 발생할 수 있는 만큼 위장 기능이 약하다면 이를 보완해야 잦은 식체로부터 벗어날 수 있다. 식체는 섭취한 음식물에 따라 그 민간요법도 달라지므로 각각의 음식물 별로 약재를 사용해야 한다. 체했을 때 손가락을 따는 경우가 있는데 이것은 작은 것을 위해 큰 손해를입을 수 있으니 주의를 해야 한다.

닭고기에 체했을 때

◈ **마늘, 설탕**
마늘 끓인 물에 흑설탕을 타서 마신다.

◈ **봉선화 꽃**
달여서 마신다. 줄기와 잎도 쓰지만
꽃만은 못하다.

◈ **앵두나무**
가지를 달여서 마신다.

◈ **복숭아**
복숭아를 몇 개 먹으면 후련해진다.

◈ **소엽**
진하게 달여 마신다.

쇠고기에 체했을 때

◈ **능이버섯, 문어**
함께 푹 달여 국물을 따뜻한 상태로
마신다.

◈ **봉선화**
봉선화 잎을 달여 마신다.

◈ **볏짚**
깨끗하게 씻어서 달여 마신다.

◈ **해바라기 씨, 옥수수 수염**
위 재료를 달여 마신다.

◈ **질경이**
찧어서 즙을 내서 마신다.

◈ **플라타너스 열매**
동그란 상태의 열매를 달여 마신다.

◈ **까마중**
까맣게 익은 열매를 달여서 먹는다.
열매가 없으면 줄기나 잎을 달여 마셔도
효과가 있다.

◈ **곶감**
진하게 달여 먹는다.

돼지고기에 체했을 때

◈ **새우젓**
새우젓 국물을 조금씩 마신다.

◆ **산자**
자주 많이 먹는다.

◆ **부추**
즙을 내서 마신다.

◆ **아주까리, 꿀**
아주까리와 꿀 소량을 함께 끓여
마신다.

◆ **사카린**
물에 타서 마신다.

◆ **감**
감을 많이 먹는다.

◆ **해바라기**
씨나 줄기, 꽃송이 모두 효과가 있는데
씨는 양이 많이 먹거나 즙을 내서 먹고
줄기나 꽃송이는 적당량을 삶아 마신다.

◆ **토마토 줄기**
달여 마시면 된다.

◆ **차조기 풀**
삶아서 마신다.

개고기에 체했을 때

◆ **살구씨**
날것으로 몇 개 씹어 먹거나 여러 개를
달여서 마시기도 한다.

◆ **수숫대**
다소 오래된 수숫대를 달여 마신다.

오리고기에 체했을 때

◆ **찹쌀**
찹쌀을 뜨물에 따끈하게 데워서 마신다.

생선에 체했을 때

◆ **좁쌀**
좁쌀을 삶아 먹는다.

◆ **미나리**
삶은 물이나 생즙을 내서 마신다.

◆ **달걀, 사이다**
사이다 한 컵에 달걀 노른자 한 개를
넣고 잘 섞어서 마신다.

◈ 상어

상어의 껍질을 달여 마신다.

◈ 볏짚

특히 해삼을 먹고 체했을 경우에는
볏짚을 달여서 마시면 좋다.

미역국에 체했을 때

오동나무를 달여 마신다.

두부 먹고 체했을 때

무즙을 먹거나, 쌀뜨물을 따뜻하게
마신다.

국수 먹고 체했을 때

참외를 먹는다.

---

4 ... 식중독

식중독은 흔히 여름에 자주 발생하는 급성 증상으로 음식물의 부
패나 변형 등으로 독성이 생길 때 나타난다. 만일 몸의 면역력이 강
하다면 이를 이겨낼 수 있지만 독성이 지나치게 강하거나 면역력이
약할 경우 적잖게 위험한 증상이 될 수 있다.

식중독은 독이 몸 안에 침투하는 것인 만큼 반드시 해독작용이
필요한데 각각의 독 성분과 음식물 성분에 따라 다른 처방이 필요

한 경우가 많다. 증상은 대개 복통과 설사, 구토, 나아가 발열 등을 동반하며 매우 급성으로 순식간에 일어나고 그 강도 또한 높다.

따라서 응급처치로 민간요법을 사용하더라도 반드시 병원의 응급실을 찾아서 좀 더 전문적인 항생제 처치를 받는 것이 안전하다. 또한 몸의 전해질 조절이 중요하다.

재료와 활용법

◈ 중독
참기름을 두어 수저 마시고, 왕골을 진하게 달여 마신다.

◈ 게 중독
자소잎의 생즙이나, 자소를 진하게 달여 마신다.

◈ 원인 불명의 중독
검정콩(쥐눈이콩)과 감초를 같은 무게로 달여서 미지근하게 마신다.

TIP 민간요법에서 많이 이용하는 약재
구기자 : 혈액순환, 피부미용, 간장강화 및 신경쇠약에 효능이 있습니다.

5 ... 설사

    설사도 다른 질환과 마찬가지로 다양한 원인으로 생겨나는데, 기본적으로 설사는 몸 안의 독소를 밖으로 배출하려는 호전반응의 일부로 볼 수 있다. 만일 이처럼 독소를 배출하지 않으면 독소가 온몸에 퍼져 질병을 유발할 수 있기 때문이다.

    따라서 설사는 지사제 등으로 제거하는 대신 민간요법을 사용해 그 근원을 보하고 다스리는 것이 좋다. 많은 경우 찬 음식이나 더운 음식을 많이 먹었을 때, 갑자기 과식했을 때, 나아가 신장 기능이 좋지 않을 때도 발생한다.

    설사가 장기화되어 만성이 되면 소화기 기능이 저하되고 생기가 약해져 몸이 차가워지고 면역 기능이 떨어지게 되는 만큼 설사가 시작되면 먹는 음식의 종류와 양 등 식습관을 점검한 뒤 설사를 멈출 수 있는 다양한 요법들을 사용해볼 필요가 있다. 또한 일반적으로 하루 정도 식사를 금하고 속을 깨끗이 하면 심한 증상을 다스릴 수 있다. (세균성은 항생제가 유효)

◈ 도토리
껍질을 벗기고 볶아서 가루로 만들어
1회에 3스푼씩 하루 3번 물에 타서
마신다.

◈ 오이풀
오이풀 한 줌을 달여 하루 3번 식전에 복
용한다.

◈ 당근씨
당근 씨를 가루 내어 1~2스푼씩 식전에
먹는다.

◈ 연근
즙을 내어 마신다.

◈ 칡
진하게 달여 먹거나, 생즙을 내어
마신다.

◈ 백가죽나무
잘게 썰어 달여서 마신다.

◈ 물푸레나무
껍질이나 가지를 달여 마신다. 급성이거
나 변혈이 비치는 경우에 쓰인다.

◈ 가죽나무
가지를 삶아 마신다.

◈ 감
감을 먹는다.

◈ 감잎
생것이나 마른 것 가릴 것 없이 달여 마
신다.

◈ 김, 부추
김은 밥과 먹고 부추는 삶아서 찬으로
해서 먹는다.

◈ 계란
삶아서 소금을 찍어 먹는다.

◈ 꽈리풀 뿌리
뿌리를 삶아서 자주 마신다.

◈ 마늘
설사가 잘 멎지 않을 때 마늘을 구워서
식전에 3~4개씩 먹는다.

◈ 마늘, 생강. 설탕
마늘과 생강을 끓인 물에 설탕을 타서
자주 마신다.

❖ 매실

매실 태운 것을 달여서 마신다.

❖ 맨드라미 꽃

된장국에 넣어 끓여 먹는다.

❖ 찹쌀

볶아서 차를 끓여 마시거나, 까뭇까뭇 더 볶아서 가루를 내어 찬물에 꿀을 소금 섞고 공복에 먹는다.

❖ 무청

마른 무청을 삶아 먹는다.

❖ 밀가루, 설탕

함께 찬물에 타서 마신다.

❖ 비름나물, 들기름

비름나물을 삶아 적당한 양념과 들기름을 무쳐서 먹는다.

❖ 밤 껍질

까맣게 태워서 가루 내어 물에 타 마신다.

❖ 숯

숯을 갈아서 찬물로 마시는데 옻나무 숯이 더 좋고 옻도 타지 않는다.

❖ 쑥

쑥을 즙내어 끓여 마신다.

❖ 애기똥풀

달여서 마신다.(이것은 약초의 이름임)

❖ 옥수수, 소금

옥수수를 태워서 가루를 내서 소금을 타서 그대로 먹는다.

❖ 연근

갈아서 데워 먹는다.

❖ 쑥갓

진하게 삶아 먹는다.

❖ 솔방울

달인 물을 차게 마신다.

❖ 송화가루, 꿀

전에는 다식이라고 해서 송화 가루를 꿀로 반죽하여 틀에 넣고 찍어 내는 게 있었다. 굳이 똑같지는 않더라도 반죽을 해 밤톨 크기로 해서 먹으면 된다.

❖ 질경이

질경이의 뿌리는 즙을, 질경이 전초는 달여 마신다.

◈ 현지초

현지초라는 약초가 있는데 이것을 달여 마신다. 이것은 여러 나라에서 많이 쓰고 있는 방법이다.

◈ 한련초

생즙을 내어 마신다.

◈ 구절초, 익모초

위 두 가지를 진하게 달여 마신다.

◈ 칡뿌리

즙을 내어 마시거나 마른 것이면 진하게 달여 먹는다.(칡은 체질에 따라 잘 듣는 체질이 있다. 평소에 땀이 많고 근육질이며 감기에 걸렸을 때 증상이 코나 목에서 잘 시작되는 소위 태음체질에 잘 듣는다)

---

6 ... 설사변비

변비는 찬 변비와 더운 변비 두 가지가 있다. 찬 변비란 아랫배가 차가워져서 장이 무력해지면서 대변을 밀어낼 힘을 발휘하지 못하는 변비다. 따라서 변의도 느끼지 않으며 화장실에서도 변을 보기가 쉽지 않다. 이는 아랫배에 양기가 부족해 나타나는 현상으로 노인들이 주로 잘 걸리게 된다.

또한 젊은이들 중에서도 몸이 차갑거나 걱정이 많고 우울증을 앓는 사람 등이 많이 걸린다. 이 경우 긍정적인 사고와 활발한 몸 움직

임으로 양기를 북돋워줄 필요가 있다.

반대로 더운 변비는 긴장감과 초조감, 감기 등의 이유로 몸에서 발생한 열이 장에 침범해 생기는 변비이다. 짜증과 긴장감은 우리 몸의 진액을 말리는 가장 큰 원인으로 변의 굳기에도 영향을 미치는 것이다. 평소 긴장을 많이 하는 입시생이나 결혼을 앞둔 여성 등에게서 나주 나타난다. 이 경우도 역시 몸의 열기를 식혀주고 동시에 생기를 북돋아주는 다양한 요법들이 사용된다. 또 장에서의 수분 흡수 기능여하에 따라서도 변비에 크게 영향을 주고 있다.

재료와 활용법

❖ 구기자, 감초, 대추
위 재료를 달여서 장복한다.

❖ 당근, 사과
손가락 길이 정도의 당근과 사과 1/3 정도를 갈아서 매일 아침 식전에 먹으면 좋다.

❖ 참기름, 들기름
참기름도 들기름도 다 좋으니 좋아하는 것을 수시로 한두 잔씩 마신다.

❖ 잡곡
평소에 잡곡을 주식으로 하는 게 좋다.

❖ 초결명
약간 볶아서 분말로 만들어 식전에 물에 타서 마신다.

❖ 들깻잎
삶아 마신다.

❖ 민들레꽃
삶아서 차처럼 마신다.

❖ 무씨, 삼씨
함께 달여서, 또는 가루로 해서 물에 타 마시거나 한다.

❖ 고구마
삶아서 식간에 먹는다.

◈ 인삼, 꿀
인삼 달인 물에 꿀을 적당히 타서 식전
에 따뜻하게 마신다.

◈ 다시마
보통 마른 다시마를 맨 잎으로 껌처럼
씹어 먹거나 약간 볶아서 가루를 내어
매 식전에 2~3스푼 물에 타 마신다.

◈ 매실
설탕에 재웠다가 술을 부어 매실주를 만
들어 매 식전에 조금씩 마신다.

◈ 보리
차를 끓여놓고 자주 마시거나 보리를 많
이 섞어 밥을 해먹거나, 보리와 당근을
삶아 먹거나 한다.

◈ 산딸기 뿌리
구하기 쉽지 않으나, 줄기나 뿌리를 진
하게 달여 마시면 좋다.

◈ 소루쟁이, 감초
위 재료를 2:1 비율로 달여서 식후에 마
신다.

◈ 잣
한번에 20g 정도를 하루에 2~3번 먹는
다. 특히 노인성 변비에 좋다.

◈ 땅콩
볶은 땅콩을 가루로 만들어 하루 3번에
나누어 먹는다. 비교적 잘 듣는다.

◈ 호두, 잣
호두와 잣을 섞어서 3~4스푼 정도를
하루 2~3번 먹는다. 노인성 변비에
좋다.

◈ 견우자
나팔꽃 씨를 말하는 것으로 볶아서
잘 갈아 약 1~2스푼씩 하루 3번 물에
타서 마신다.

◈ 아욱씨
가을에 있는 아욱씨를 달여서 공복에
마신다.

◈ 율무, 결명자
율무와 결명자를 같은 양으로 볶아
달여서 조석으로 1컵씩 마신다.

간장 질환

질-병-은-치-료-할-수-있-다--------------------------------

01... 황달

02... 지방간

03... 간염

04... 간경변증

05... 숙취

06... 당뇨병

1 ... 황달

황달은 병명이 아니라 일종의 증상이다. 대부분 A형 감염이라고 해서 환경의 불결함이 입을 통해 들어가면서 감염이 된다. 이런 황달에 걸리면 눈과 피부, 그리고 소변까지도 노랗게 된다. 때로 녹황색 야채나 과일(당근, 귤 등)에서 오는 황색증(카로틴 혈중)도 몸에 노란 빛이 돌게 하는데 황달과는 달리 눈이 노랗게 되지 않으므로 이 차이를 통해 구별할 수 있다. 비교적 치료가 잘 되는 편이지만 혹 다른 질환으로 인한 담도의 막힘 때문에 오는 수도 있으니 확진을 받는 것이 좋다. 민간요법으로는 다음과 같은 것들이 있다.

재료와 활용법

◆ **결명자**
결명자 반 컵에 물 3~4컵을 붓고 진하게 달여 하루에 3~4번씩 마신다.

◆ **참외 꼭지**
3~4개를 곱게 분말로 만들어 가느다란 빨대로 콧속에 훅 불어 넣는다. 좌측, 우측을 번갈아 불어 넣으면 노란 콧물이 흘러나온다. 하루에 3번씩 한다.

◆ **개고기, 미나리**
위 재료를 거의 같은 양(무게)으로 삶아 먹는다.

◆ **갯버들**
갯버들의 가지와 잎을 달여서 하루에 3번 마신다.

◈ 꿀, 호두
꿀 3수저와 호두(국산) 3개를 공복에 먹는다.

◈ 노가지 나무
열매를 달여서 매 식후에 마신다.

◈ 닭똥 풀
닭똥 풀이라는 풀을 달여서 차 모양으로 마신다.

◈ 돌미나리
찧어서 생즙을 식후에 마신다.

◈ 마디풀(편축)
마디풀 잎, 줄기, 뿌리를 가릴 것 없이 달여서 마신다.

◈ 인진쑥(사철 쑥의 어린 잎)
인진쑥을 짓찧어 즙을 내서 마신다. 마른 것이라면 달여 마시기도 한다.

◈ 엿기름, 미나리
엿기름을 물에 타서 마시거나 미나리 즙과 섞어 마신다.

◈ 우렁이
삶아서 먹는다.

◈ 오배자
달여서 자주 마신다.

◈ 석류
석류를 껍질째 달여서 마시는데 1개를 하루에 2~3번에 나누어 마신다.

◈ 번데기
누에 번데기를 수시로 먹는다.

◈ 맥문동
달여서 공복에 마신다.

◈ 닭, 목화씨, 찹쌀
내장을 빼고 목화씨와 찹쌀을 넣고 푹 고아 국물을 마신다.

◈ 조개
민물조개를 삶아서 먹는다.

◈ 하눌타리 씨
진하게 달여 마신다.

◈ 인진쑥, 삽주뿌리, 검정콩
위 재료를 진하게 달여서 식후에 마신다.

◈ **인진쑥, 질경이**
함께 달여서 매 식후에 마신다.

◈ **모시조개**
가막조개라고도 하는 조개를 삶아서
매 식전에 마신다.

---

2 ... 지방간

옛날에는 지방간이라는 병명조차도 잘 알려지지 않았다. 그저 평소에 술을 많이 마시는 사람이 만성적으로 피로감을 느끼고 기력이 떨어지면서 일에 대한 의욕이 감퇴되는 증상을 보이면, 그것을 간허(肝虛)라고 명명했을 뿐이다. 그러다가 평균 간 전체의 5% 이하여야 하는 간세포 지방이 증가한다는 것이 밝혀지면서 지방간이라는 병명이 붙게 되었다.

지방간의 치료는 민간요법만으로는 부족하다. 물론 전체적인 치료는 식이요법에서 시작하지만 알코올의 제한과 칼로리의 조절 등이 중심이 되는 만큼 반드시 전문의와 상담해야 한다.

| 재료와 활용법 |

❖ 사철쑥, 감초
사철쑥, 감초를 묽게 달여서 조석으로 식후에 마시는데 3~4개월 지속해서 복용하는 것이 좋다.

❖ 미나리 즙
미나리를 즙내어 한번에 40~50cc씩 식간에 마신다.

❖ 제비쑥
제비쑥 20g 정도를 달여서 식후에 마신다.

❖ 마디풀
신선한 마디풀을 즙내어 반 컵씩 식간에 마신다.

❖ 자라
자라 고기 적당량을 삶아서 매 식전에 먹는다.

❖ 황백
황백(황경피나무 껍질)을 5~6g씩 달여 매 식간에 마신다.

❖ 밀 싹, 보리 싹
즙을 내어 식전에 마신다.

❖ 웅남
한번에 0.5g씩 따뜻한 물에 녹여서 식전에 마신다.(웅담은 이담, 간 기능 증진, 소화 흡수 등의 작용이 있지만 산지에 따라서 효능에 큰 차이가 있다)

❖ 버드나무 가지
잘게 썰어 달여서 식간에 따뜻하게 마신다.

❖ 질경이
즙을 내거나 달여 식간에 마신다.

TIP **민간요법에서 많이 이용하는 약재**
감초 : 위궤양, 위통에 효능이 있고 특유의 단맛이 있어 각종 처방에 첨가됩니다.

3 ··· 간염

간염은 몇 가지 형으로 나뉘는데 대개 바이러스로 인해 발생하는 바이러스성 질환으로 불결한 환경에서 잘 옮겨진다. 특히 남자들의 경우 술잔을 돌리다가 감염되기도 한다. A, B, C, D, E 등으로 구분되지만 우리나라에서 발생하는 간염은 B형 간염이 많고 C형도 상당수 존재한다. 여기서는 간염의 형태를 구분하지 않고 옛 것 그대로 소개한다.

재료와 활용법

◈ 제비꽃 줄기
삶아서 자주 마신다.

◈ 모시조개, 생강
모시조개에 생강을 조금 넣고 삶아서 수시로 마신다.

◈ 굼벵이, 밀가루
굼벵이를 밀가루 속에 묻어 놓으면 배설을 한다. 그것을 달여서 하루에 2~3컵 마신다.(요즘은 양식 굼벵이도 있음)

◈ 구기자 잎
흑설탕과 볶은 것을 차로 달여 마시거나 가루로 만들어 2~3술씩 따뜻한 물로 마신다.

◈ 인진쑥
인진쑥을 생즙으로 먹거나 달여서 식후에 복용한다.

◈ 사철쑥
진하게 달여서 마신다.

◈ 냉이

냉이의 전초를 날로 또는 말려 분말로
해서 하루 3번 식후에 먹는다.

◈ 돌미나리

황달에서처럼 돌미나리는 간장 질환에
많이 도움이 된다. 생즙이 더 유효하다.
생즙을 매 식후에 마신다.

◈ 술, 솔잎

솔잎을 즙내어 도수가 약한 술에 타서
식후에 마신다.

◈ 잉어

자주 고아 먹으면 좋다.

◈ 쑥, 밤, 찹쌀, 대추

위 재료를 달여서 수시로 마신다.

◈ 율무 뿌리

율무 뿌리를 잘게 썰어 달인 것을 조석
으로 식후에 마신다.

◈ 잉어, 찹쌀

잉어와 찹쌀을 고아서 국물을 여러 날
장기적으로 마신다.

◈ 참 두릅나무

참 두릅나무를 삶은 물로 식혜를 만들어
장복 한다.

◈ 구기자, 감초

구기자와 감초를 같은 비례로 달여 식후
에 마신다.

◈ 호미초

호랑이 눈썹풀이라는 게 있다. 이것을
달여서 차처럼 오래 복용한다.

◈ 호박, 미꾸라지

적당히 썬 호박에 미꾸라지를 넣고 달여
서 식전에 먹는다.

◈ 인삼, 구기자, 결명자

위 재료를 3:5:5의 비율로 달여서 장기
복용한다.

◈ 쇠 쓸개, 붉은팥

붉은팥을 분말로 만들어놓고 쇠 쓸개를
터뜨려서 버무려 콩알만 한 크기의
환을 지어 1회에 약 30환씩 식후에
복용 한다.

4 ... 간경변증

　간경변증은 간경화증이라는 이름으로도 잘 알려져 있으며, 만성 간염이 길어지고 사태가 걷잡을 수 없이 악화됐을 때 그 종착역에서 걸리는 질환이다. 간세포는 본래 재생 기능이 탁월해서 심지어 2/3 정도가 잘려나가도 회복이 될 정도이나 간염을 앓거나 과음과 약물 등에 혹사당할 경우 제아무리 훌륭한 간세포라 하더라도 재생이 어렵게 된다.

　이 간경변은 일단 걸리면 치료가 매우 어려운 만큼 예방이 중요한 질환이다. 간경변증이 의심될 때는 반드시 정확한 진단을 받고 다방면으로 총력을 다해 치료에 전념해야 한다.

| 재료와 활용법 |

◈ 구기자나무
잘게 썰어 한 줌씩 달여 마신다.

◈ 느릅나무
느릅나무 가지나 뿌리를 삶은 물로 팥죽을 쑤어 먹는다.

◈ 닭, 삼씨
삼씨를 갈아 삼베에 싸서 닭의 뱃속에 넣고 삶아 하루에 3번 국물을 식후에 한 잔씩 마신다.

◈ 옥수수 수염, 파초뿌리, 검정콩, 복숭아 씨
위 재료를 달여서 차 대용으로 오래 두

고 마신다.

◆ 박대
박대라는 생선이 있다.
복수가 찰 때도 이것을 고아서
자주 마시면 도움이 된다.

◆ 민들레
민들레를 차로 꾸준히 달여 마신다.

◆ 인진쑥
앞에서도 나왔지만 간장 질환에도 역시
좋다. 생즙도, 달인 것도 모두 득이 될 수
가 있다.

◆ 감
감을 항아리에 넣고 100일이 지나면 독
안에 물이 생기는 물을 마신다.

◆ 사과, 마늘
사과와 마늘을 찧어서 즙을 내서 자주

마시는데 사과 한 개에 마늘 4쪽 정도가
적당하다.

◆ 미꾸라지
될 수 있는 대로 많이 고아 먹는다.

◆ 동물의 간
가능하면 많이 삶아 먹는다.

◆ 우렁이
우렁이를 생것으로 껍질에서 뺀 다음 짓
찧어 상복부에 붙인다. 가끔 뒤집어서
붙이는데 24시간이 지나면 새것으로 갈
아준다.

◆ 매실
매실을 조청에 담가서 100일이 지난 다
음 2수저씩 물에 타서 식전에 먹는다.

TIP 민간요법에서 많이 이용하는 약재
계피 : 해열, 발한, 체온조절에 효과가 있으며 관절을 완화시켜줍니다.

5 ... 숙취

술자리가 잦은 회사원들이 일상적으로 달고 다니는 증상이 바로 숙취다. 숙취는 술을 과음하여 생기는 증상인데 활동적인 성질의 술이 몸속의 생기를 지나치게 과도하게 만들고, 몸 전체에 고루 분포해야 할 몸의 기운을 위쪽으로만 내몰아 하체를 차게 만든다.

나아가 불안해진 몸속의 생기인 술독이 쌓여 오장육부의 손상을 유발한다. 술독이 심하면 구토와 두통, 목마름이 발생하고 이것이 만성화되면 상체와 머리로 열이 몰려 정신이 흐려지고 심하면 의식을 잃게 되며, 하체는 차가워져 손 떨림과 저림 헛배와 소화불량, 설사 등이 나타난다. 술독을 방지하려면 술을 되도록이면 차게 마시지 말고, 음주 전후로 따뜻한 물을 함께 조금씩 마시는 방법이 좋다.

| 재료와 활용법 |

◈ **들깨, 찹쌀**
들깨와 찹쌀을 같은 양의 가루로 매 식후 2~3수저씩 물에 타서 마신다.

◈ **오리나무 열매**
차로 달여 마신다.

◈ **인삼, 꿀**
인삼 달인 물에 꿀을 약간 타서 조석으로 마신다.

◈ 칡꽃

칡꽃을 한약재로 만든 것이 갈화이다.
이것을 차로 달여 수시로 마신다.

◈ 칡꽃, 귤껍질, 생강

위 재료를 달여서 수시로 마신다.

◈ 오이

오이를 날것으로 많이 먹거나 즙을 내서
마신다.

◈ 검은콩

검은콩 1컵에 물 3컵을 붓고 절반으로
달인 다음 자주 마신다.

◈ 배추씨

빻아서 1~2스푼씩 조석으로 식후에
물로 마신다.

◈ 대나무 잎

맥주에 취했을 때 한 줌 달여 마시면
효과적이다.

◈ 칡뿌리

칡뿌리도 과음에 효과적이다. 생즙이나
달인 것이나 모두 유효하다.

◈ 부추뿌리

달여서 복용한다.

◈ 은행잎

은행잎을 얼굴, 목, 가슴 등에 덮어두면
색이 변하면서 술이 깨게 된다.

◈ 팥

팥 삶은 물을 마시거나, 팥죽을 쑤어
하루 두 번 먹는다.

◈ 오이, 소금

날 오이를 소금에 찍어 먹거나 생즙을
내서 소금을 타서 마신다.

◈ 연근, 생강

연근을 강판에 갈아 생강즙을 약간 타서
조석으로 식전에 마신다.

◈ 북어, 콩나물

국을 끓여 먹는다.

◈ 식초

감식초를 매식 후에 큰 수저로 하나씩
마신다.

6 ··· 당뇨병

한의학에서 당뇨병은 피가 탁해져서 생기는 혈탁血濁으로 분류한다. 무언가가 부패하면 열이 생기듯이 피가 탁해지면서 혈류에 열이 섞여 들어서 혈관 장애와 체중 감소, 고혈압 등의 합병증이 함께 발생한다. 극심한 당뇨는 한의학의 소갈증과 비슷하다.

폐와 관련 있는 상소上消, 위장과 관련 있는 중소中消, 신장과 관련 있는 하소下消로 나누어 치료한다. 다만 이 당뇨는 봄, 여름에는 다소 호전을 보이다가 소갈이 심해지는 겨울에는 심해지기 쉬우며, 치료가 쉽게 되는 질환이 아니다. 또한 민간에서 지금도 사용하고 있는 요법들의 수가 너무 많아서 혼동이 되기 쉽다. 따라서 전문의의 진료를 체계적으로 받는 것이 안전할 것이다.

| 재료와 활용법 |

❖ 보리싹(밀싹)
한줌을 찧어서 즙을 내어 조식으로 마시면 혈당이 어느 정도 조절된다.

❖ 두릅나무
줄기와 뿌리를 응달에 건조시켜 그것으로 차를 끓여 마시는데 장기간 계속하여야 보조요법이 될 수가 있다.

❖ 수국
수국의 꽃이나 잎을 묽게 달여서 차처럼 수시로 마신다. 비만 체에도 어느 정도 효과가 있어 일거양득이 될 수 있다.

노가리 나뭇잎
말린 잎을 차 대용으로 달여 마신다.

녹두
녹두를 삶아서 그 물을 자주 마신다.

구기자나무
달여서 차처럼 마신다.

개구리밥(일명 부평초)
부평초 즙을 내서 마신다.

검정콩, 땅콩, 솔잎
잘 말린 다음 가루로 내서
하루 3번 식후에 먹는다.

누에
누에를 말려서 가루로 만들어 하루
3번 식후에 먹는다.

달개비 꽃
잘 건조된 달개비 꽃을 하루 3번 달여
마신다.

누에 번데기
누에 번데기를 가루 내서 하루 3번
2~3수저씩 식후에 먹는다.

누에똥
두잠을 잔 누에의 똥을 말려 가루
내서 하루 3번 1수저씩 먹는다.

당근, 시금치
당근과 시금치를 갈아서 즙을 내어
마신다.

마늘
마늘을 구워서 한번에 5쪽 이상
하루에 2번 먹는다.

콩, 보리밥
보리에 콩을 많이 얹고 밥을 지어
먹는다.

백작약, 메밀가루
백작약 달인 물로 메밀가루를 큰 수저로
한 수저씩 타서 마신다.

메주콩
메주콩을 물에 불린 뒤 갈아서 나온
콩물을 공복에 한 컵씩 마신다.

미나리
미나리 생즙을 장기간 마신다.

◈ 돼지뼈, 콩비지
위 재료를 찌개로 끓여 조석으로
먹는다.

◈ 산뽕나무
산뽕나무의 잎, 가지, 뿌리를 삶아서
차 모양 마신다.

◈ 미꾸라지
산 미꾸라지를 조석으로 식전에 산채로
한 마리씩 삼켜 넣는다.

◈ 계란 흰자, 우유, 콩가루
위 재료를 하루 3번 먹는다.
(콩가루는 날 것)

◈ 뽕잎
뽕잎을 잘 말려서 가루로 해서
장기간 먹는다.

◈ 감나무 잎, 솔잎
위 재료를 2:1 비율로 가루를 내서 하루
에 두 번 조석으로 식후에 찻수저로 2~3
수저씩 마신다.

◈ 씀바귀
씀바귀를 뿌리째 건조시켜 가루로
만들어 매 식후에 1스푼씩 먹는다.

◈ 해당화 뿌리
해당화 뿌리를 달여서 매 식후에 1컵씩
마신다.

◈ 검정콩
검정콩을 삶아서 믹서에 갈아먹는다.
(옛날에는 맷돌로 갈았다)

◈ 하눌타리 뿌리
하눌타리의 뿌리를 가루로 만들어
꾸준히 복용한다.

◈ 장미 덩굴
빨간 꽃이 피는 장미 덩굴을 잘게 썰어
달여서 매 식후에 마신다.

◈ 녹두, 다시마
녹두와 다시마를(약 100g씩) 달여서
하루에 3~4차례 마시면 비만에도
도움이 된다.

◈ 뽕나무 잎
달여서 조석으로 마신다.

◈ 미나리
즙을 내서 매일 식후 한잔씩 마신다.

❖ 귤껍질
진하게 달여 하루 2번 마신다.

❖ 마늘
굽거나 쪄서 식전 5~6쪽 씩 먹는다.

❖ 찔광이(산사)
달여서 매 식사 전에 마신다.

❖ 생강
생강즙을 식전에 2 찻수저 정도
마신다.

❖ 마늘, 소주
마늘을 까서 소주에 담가 마늘 소주를
만들어 매 식전에 1잔씩 마신다.

❖ 표고버섯
말린 표고버섯 한 줌을 2~3컵 물에 달여
마신다.

❖ 녹두, 수박
녹두 삶은 물과 수박을 같이 먹는다.
하루 세 번 아무 때나 괜찮다.

❖ 개나리 열매
개나리 열매를 달여서 하루 세 번
마신다.

❖ 으아리(위령선), 두충
위 재료를 분말로 하여 한번에 3 찻수저
를 술에 타서 매 식전에 마신다.

❖ 두충, 속단
위 재료를 1:1 비례로 달여서
조석으로 식전에 마신다.

❖ 마디풀
마디풀을 가루로 해서 한 번에
2 찻수저씩 하루 3번 먹는다.

❖ 띠 뿌리(모근)
띠 뿌리를 달여서 하루 2~3번
식전에 마신다.

❖ 황련, 질경이
(차전초 또는 차전차)
위 재료를 달여서 하루 세 번 식간에
마신다.

❖ 엉겅퀴, 조뱅이(소계)
위 재료를 달여 하루 세 번 마신다.

❖ 제비쑥
달여서 하루 3번 식후에 마신다.

◆ **앵두나무 뿌리**
진하게 달여 하루 3번 식후에 마신다.

◆ **버드나무 가지**
잘게 썰어 달여서 하루 2번 식후에
마신다.

◆ **하눌타리 뿌리(과루근)**
잘게 썰어 달인 물을 하루 3번 식전에
마신다.

◆ **찰볏짚**
찰벼의 짚을 달여 하루 2번 식후에
마신다.

◆ **황경피나무껍질(황백)**
한번에 5~6g 씩을 달여서 매 식전에
마신다.

◆ **현미, 메주, 산약(마),
연 꽃씨(연자육)**
위 재료를 5:5:3:2의 비율로 죽을 쑤어
조석으로 식후 복용한다.

◆ **마늘, 달걀**
마늘 300g(반근)을 적당히 물을 넣어 삶
다가 물이 모두 증발되면 건져서 달걀
노른자 1개를 넣고 함께 으깨어 팥알만

하게 환을 지어 한번에 40~50개씩 매
식후에 먹는다.

◆ **민들레, 금은화, 탱자**
위 재료를 각 5~6g씩을 물에 잠길 정도
로 물을 붓고 달여 자주 마신다.

◆ **붉은 팥, 접골목, 택사**
위 재료를 달여서 하루 3번 식후 1시간
에 복용한다. 한 달 이상 복용하여야
한다.

◆ **오미자, 도라지, 모과**
위 재료를 달여서 하루에 4~5회 식사와
관계없이 복용한다.

◆ **은행, 황설탕, 녹말**
은행 1홉을 속껍질을 벗기고 적당량의
물과 황설탕 5스푼과 녹말 2스푼을 넣고
물이 없어질 정도로 조린다. 7~8개씩
식후에 먹으면 좋다.

◆ **백출, 오약, 정향**
백출 10, 오약 5, 정향 1의 비례로 달여서
하루에 3번 식후에 마신다.

◈ 갈근, 감초, 검은콩, 흰콩, 파란 콩, 녹두

갈근 15, 감초 15, 검은콩, 흰콩, 파란 콩, 녹두를 각 5의 비율로 섞어 달여 하루 두 번 공복에 나누어 마신다.

◈ 골탐초, 황기, 율무

위 재료를 달여서 조석으로 식후에 마신다.

◈ 의이인, 창출, 강활, 천궁

의이인 10, 창출 5, 강활, 천궁 각 2의 비율로 달여서 매 식후에 마신다.

◈ 인진쑥, 돌미나리, 시호, 감초

인진쑥과 돌미나리 각 10g 정도 시호와 감초는 약 5g씩을 물이 절반으로 줄 때까지 달여서 조석으로 식후에 마신다.

다래(다래 술)

다래나 다래술이 도움이 된다.

◈ 호박

호박을 많이 먹는다.(호박죽, 삶은 호박, 호박 차 등)

◈ 양파

생것, 익힌 것 가릴 것 없이 많이 먹는다.

◈ 감식초

감식초를 매식후에 큰 수저로 2수저를 물에 타서 마신다.

TIP **민간요법에서 많이 이용하는 약재**
당귀 : 저혈압, 협심증, 중풍에 효능이 있으며, 어혈을 풀어주고 피를 맑게 합니다.

Chapter 3

호흡기계 질환

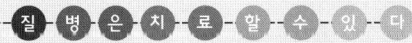

질 병 은 치 료 할 수 있 다

01... 감기

02... 기침

03... 감기 증상들

04... 딸꾹질

05... 천식

06... 늑막염

1 ... 감기

　흔히 감기를 쉽게 걸리는 질병쯤으로 생각하지만 본질적으로 감기는 그렇게 가볍게 생각해 넘길 만한 것은 아니다. 다만 감기라는 것도 긍정적인 면을 가지고 있어서 한번 앓고 나면 그 만큼 몸에 면역이 생기고 저항력도 생겨서 나쁜 것만은 아니라는 의견도 있다.

　하지만 발열과 기침, 재채기 등을 동반해서 일상적으로 불편감을 주고 심하면 폐렴이나 다른 질병으로까지 옮겨갈 수 있는 만큼 가능하면 감기를 앓지 않고 넘어가는 것이 좋다. 부득이 감기에 걸렸다면 살아가는 한 과정이자 시련이라 생각하고 느긋하고 침착하게 치료를 받아야 한다. 민간요법으로는 다음과 같은 것이 있다.

| 재료와 활용법 |

❖ **귤껍질**
마른 것, 생것 모두를 끓여서 마시는데 흑설탕을 첨가해도 좋다.

❖ **귤껍질, 생강, 마늘, 흑설탕**
적당히 섞어 달여서 따끈하게 마신다.

❖ **갈근(칡뿌리)**
칡뿌리를 달여서 감기 초기에 복용한다.

❖ **파뿌리, 귤껍질**
위 재료를 달여서 따끈하게 마신다.

❖ **무, 생강**
달여서 식후, 그리고 취침 전에 마신다.

◆ **민들레**
달여서 마신다.

◆ **마늘, 고추장**
마늘 몇 쪽을 고추장에 찍어 먹는다.

◆ **메밀, 꿀, 막걸리**
메밀을 가루로 내서 막걸리와 섞어
딜인 뒤 꿀을 타서 마신다.
알코올 성분은 거의 증발되니
따뜻하게 마신다.

◆ **대나무 잎**
진하게 달여 마신다.

◆ **차조기 잎, 칡뿌리, 귤껍질**
달여서 아침 식후, 취침 전에 마시고
땀을 뺀다.

◆ **꿩, 파**
꿩에 대파를 듬뿍 넣어 푹 고아
먹는다.

◆ **꿩**
심한 감기가 잘 낫지 않을 경우에는
꿩을 고아 먹으면 잘 낫는다.

◆ **콩나물, 엿**
위 재료를 달여서 마신다.

◆ **콩나물, 배, 꿀**
위 재료를 섞어두면 물이 우러난다.
그것을 마신다.

◆ **쪽파 뿌리, 생강, 대추**
위 재료들을 딜여 마신다.

◆ **콩나물, 고추, 생강**
위 재료를 달여 마신다.

◆ **인동덩굴, 차조기, 파뿌리**
위 재료들을 달여 마신다.

◆ **우엉, 된장**
우엉을 갈아 된장국을 끓여 먹는다.

◆ **오미자**
오미자를 달여서 하루에 4~5차례
마신다.(오미자는 오래 끓이지 않는
것이 좋다.)

◆ **칡뿌리, 파뿌리, 생강**
이것들을 달여서 따끈하게 마시고
취한을 한다.

❀ 약쑥

응달에서 말린 약쑥을 달여 마시는데 평
소 몸이 냉한 사람에게는 감기 예방으로
도 괜찮다.

❀ 패랭이꽃, 곶감

열은 심하지 않고 감기 기운이 돌 때 달
여 마신다.

❀ 곶감, 설탕

위 재료를 끓이면 감 씨가 물 위에 뜬다.
그때 식혀서 먹는다.

❀ 마늘, 달걀

마늘 즙을 달걀과 섞어서 먹는다.

❀ 귤껍질, 대추, 생강

위 재료를 달여서 마신다.

❀ 머루

삶아서 따끈하게 먹는다.

❀ 모과, 엿, 생강

위 재료를 달여서 조석으로 먹는다.

❀ 무

무를 갈아 생즙을 내서 마신다.

❀ 무, 갱엿

무를 썰어 엿과 혼합하여 두면 액체가
생기는데 그것을 하루 3번 식후에
마신다.

❀ 무, 생강, 흑설탕

위 재료를 달여서 마신다.

❀ 귤껍질, 가는 파뿌리, 무, 배, 꿀

위 재료를 혼합하여 삶아서 마신다.

❀ 민들레, 엿

민들레에 엿을 약간 넣어 달여서
마신다.

❀ 배

배의 즙을 내어 마신다.(감기 기침에
도움이 된다.)

❀ 배, 꿀

배와 꿀을 달여 마신다.

❀ 배, 모과, 설탕

위 재료를 설탕에 재웠다가 적당한
만큼을 달여 마신다.

❀ 도라지, 살구씨

함께 달여서 수시로 마시는데 특히

기침, 감기에 쓰인다.

❀ **칡뿌리, 생강**
위 재료를 달여서 마신다.

❀ **석류, 대추, 생강**
위 재료를 달여 마신다.

❀ **사과, 마늘, 소주**
사과와 마늘을 곱게 갈아서 소주에 타서 마신다.

❀ **수수, 물엿**
수수를 삶은 물에 물엿을 타서 자주 마신다.

❀ **칡뿌리, 귤껍질**
두 가지를 달여 마신다.

❀ **칡뿌리, 소엽, 창출**
위 재료를 달여 마시고 취한을 한다.

❀ **계피, 파뿌리, 생강**
위 재료를 달여서 마신다.

❀ **율무, 으름덩굴, 귤껍질**
달여서 매 식후에 마신다.

❀ **도라지**
체질이 태음인이라면 도라지를 말려두었다가 3~4뿌리를 작은 주전자에 따끈하게 끓여서 밤에 잠자기 전에 한컵 마시고 잠시 이불을 덮고 한숨 자고나면 거뜬해진다.

TIP 민간요법에서 많이 이용하는 약재
백작약: 근육을 풀어주고 울혈을 제거하여 혈액순환을 좋게 합니다. 설사에도 효과적입니다.

2 … 기침

　기침이 나는 원인도 다른 몇 증상과 마찬가지로 다양하지만 대부분은 음식물의 문제거나 때로는 가스, 연기 등과 같은 유해물질의 침입으로부터 몸을 보호하기 위해서 일어나는 증상이다. 또한 기도나 편도선 등이 자극을 받아서 생겨나기도 한다. 그러나 증상이 심한 기침은 편도선염, 폐결핵 등의 질병 때문에 일어나기도 하므로 주의를 요할 필요가 있다.

　기침에는 가래 있는 기침과 가래 없는 마른 기침이 있다. 감기와 폐렴이나 기관지염, 폐결핵 등의 기침은 가래 기침이며 병이 나으면서 가래도 사라진다.

　헛기침으로 가래가 없는 마른 기침은 늑막염 등에서 나타나는데 기침을 많이 하면 흉통이 발생하기도 한다. 이처럼 기침도 종류가 다르고 양상이 다른 만큼 기침이 나오면 그 원인 질환을 알고 치료를 받아야 할 것이다. 민간요법에서는 다음과 같은 것들이 있다.

TIP　민간요법에서 많이 이용하는 약재

대추 : 기혈부족, 만성위염, 위장강화 및 소화촉진을 시켜주는 효과가 있습니다.

| 재료와 활용법 |

◈ 귤
귤을 씨째, 껍질째 달여 마신다.

◈ 귤껍질, 도라지
귤껍질과 도라지의 비율을 1:2 정도로 해서 달여 마신다. 도라지는 껍질째 사용해야 효과적이다.(도라지에는 사포닌이 껍질 쪽에 많기 때문)

◈ 대추
대추씨를 빼고 우유에 재워놓았다가 한 번에 5~6개씩 하루 3~4차례 먹는다.

◈ 달걀, 산초기름
달걀을 삶아서 산초기름에 튀겨 먹는다.

◈ 은행, 설탕
겉껍질만 깐 은행 20알 정도에 설탕 2 찻 수저쯤 넣고 물을 2~3컵 부어 끓여 하루 두 번 먹는다.

◈ 배, 꿀
흔히 쓰는 방법으로서 배의 속을 도려내고 거기에 꿀을 넣어 한동안 놓아두면 물이 생긴다. 그 물을 마신다.(아이들에게 적당함)

◈ 단호박, 미꾸라지
단호박 윗부분을 도려내고 약간만 파내어 미꾸라지를 넣고 푹 고은 다음 거기서 생긴 물을 수시로 마신다.

◈ 도라지
도라지는 진해작용보다 거담작용이 더 나은 편이다. 보통 감기 기침이면 도라지를 한줌 달여서 매 식후에 마신다. 도라지와 무씨, 도라지와 살구씨, 도라지와 은행, 도라지와 꿀을 각각 달여서 마신다.(어느 것이고 편리한대로 선택)

◈ 도라지, 감초
도라지 2에 감초 1의 비례로 분말로 하거나 달여 따뜻하게 식후에 마신다.

◈ 도라지, 꿀
만약 생도라지가 있으면 잘 씻어서 믹서에 갈아 꿀을 타서 먹는다.

◈ 배, 엿
배와 엿을 함께 삶아 국물을 마신다.

◈ 뽕나무 뿌리의 껍질(상백피라는 한약재), 살구씨
위 재료를 달여서 마신다.

🔶 수세미
수세미를 찧어서 즙을 내어 마신다.

🔶 수세미, 꿀(밤꽃 꿀)
수세미를 달인 국물에 꿀을 타서 자주
마신다.

🔶 연뿌리
즙내어 2~3스푼씩 조석으로 마신다.

🔶 콩나물, 엿
콩나물과 엿을 적당히 섞어서 따뜻하게
두었다가 기침이 날 때 마신다.

🔶 오미자, 탱자
함께 달여 식전에 마신다.

🔶 호박, 배, 꿀, 갱엿, 대추
호박 속을 파내어 거기에 배, 꿀, 갱엿,
대추 등을 중탕해서 마신다.

🔶 호박씨, 해바라기씨
위 두 가지 씨를 쪄서 먹는다.

🔶 생강, 갱엿
생강차에 갱엿을 녹여서 마신다.

🔶 찔레나무, 표고버섯
함께 달여 마신다.

🔶 은행, 설탕
껍질을 벗긴 은행에 설탕을 넣고 달여서
마신다.

🔶 살구씨, 은행
살구씨와 은행의 속껍질을 벗겨 같은 양
을 달여 식후에 조금씩 마신다.

🔶 엿, 콩나물, 파
함께 달여 마신다.

🔶 은행
은행 껍질을 벗기고 굽거나 볶아서 한번
에 10~20개 씩 먹는다.

🔶 은행, 꿀, 생강
은행을 구워 껍질을 벗기고 생강과 혼합
하여 꿀을 재워놓고 조금씩 먹는다.

🔶 선인장
넓적한 선인장을 달여서 마신다.

🔶 산초 열매
잘 말려서 껍질을 비벼서 벗기고 기름을
짜서 조금씩 먹는다.

❖ 오미자, 산포도, 꿀

오미자와 산포도를 잘 씻어서 꿀에 재웠다가 식후에 먹는다.

❖ 하눌타리 씨

마른기침을 할 때 하눌타리 씨를 가루로 만들어 큰 수저로 2~3수저를 꿀에 타서 마시거나 하눌타리 열매는 그대로 삶아 먹기도 한다.

❖ 살구씨, 배

큰 배 한 개에 살구씨 10개가량을 짓찧어 즙을 한번에 1~2수저씩 먹는다. 때로는 꿀을 타서 먹기도 한다.

❖ 우엉뿌리

가래가 심한 기침에는 우엉뿌리를 즙내어 마신다.

❖ 수양버들, 생강

수양버들 가지를 잘게 썰어 생강을 넣고 달여 마신다.

❖ 석류 껍질, 해삼

위 두 가지를 폭 달여 먹는다.

❖ 백일홍

백일홍 꽃, 잎, 줄기를 달여 마신다.

❖ 뽕나무 가지

뽕나무가 잎이 나기 전에 가지를 잘게 썰어 노릇노릇하게 볶아서 달여 마시는데 만성 기관지염의 경우 장기적으로 복용하면 좋을 것이다.

❖ 밤

가래가 많은 기침에 밤을 진하게 달여 조석으로 한 깁씩 마신다.

❖ 무

무를 갈아서 즙을 내어 마시거나 삶아서 먹거나 한다.

❖ 들깨, 참깨, 꿀

위 두 가지 깨를 꿀에 재워 두었다가 기침이 날 때 하루 3번 먹는다.

❖ 도라지와 살구씨, 찹쌀 미음

도라지와 살구씨 달인 물을 찹쌀 미음과 함께 먹는다.

❖ 담쟁이덩굴, 버섯

담쟁이덩굴과 버섯(대개 표고버섯)을 달여 먹는다.

❖ 머위 줄기

기침이 심할 때 달여 마신다.

3 ... 감기 증상들

감기는 콧물, 기침, 재채기 등의 다양한 불편 증상을 동반한다. 모두가 병이 낫는 과정에서 나타나는 증상이므로 불편감을 덜어주는 데 주력하면 된다. 다음의 이 같은 불편감에 사용할 수 있는 민간요법들이다.

재료와 활용법

감기에 코가 막혔을 때

❖ **무**
크게 맵지 않고 바람도 들지 않은 무 소량을 강판에 갈아서 즙을 내어 솜에 묻혀서 막힌 콧속에 넣어둔다.

❖ **소금물**
소금물을 조금 진하게 타서 솜에 묻혀서 코에 넣어준다.

❖ **식초**
식초를 약하게 물에 타서 콧등에 손가락

으로 문지른다.

재채기가 날 때

❖ **양 손가락**
재채기는 감기가 아니라도 일어날 수 있는데 이때 양 손가락을 코 속에 넣고 코의 중간을 압박하면 된다. 손가락을 넣기 싫으면 양 손가락을 양쪽 코 날개에 대고 꼭 누르면 된다. 그 동안은 잠시 입으로 숨을 쉬도록 한다.

❖ **손가락 장동**
손가락을 양 귓속에 넣는다.
재채기가 나려고 할 때에 손가락 끝을

가볍게 움직이면 그 자극으로 재채기가 멈추게 된다. 이 방법은 여러 나라에서 쓰이고 있다.

◆ **엄지와 검지**
엄지와 검지로 코를 양쪽에서 꽉 누르면

손가락을 양 귓속에 넣는다.
재채기가 나려고 할 때에 손가락 끝을 가볍게 움직이면 그 자극으로 재채기가 멈추게 된다. 이 방법은 여러 나라에서 쓰이고 있다.

4 ... 딸꾹질

딸꾹질은 횡경막의 신경에 자극이 가해지면서 긴장한 횡경막이 수축 현상을 일으키는 것으로 이때 성대가 열리면서 공기가 빠르게 통과해서 특유의 소리가 나게 되는 것이다. 추운 곳에 오래 있었거나 지나치게 맵거나 찬 음식을 먹었을 때, 자극적인 냄새를 맡았을 때, 긴장이 계속될 때 나타난다. 가끔 특별한 원인 질환이 있을 때도 있지만 그렇지 않을 때는 다음의 방법들이 도움이 된다.

TIP **민간요법에서 많이 이용하는 약재**
가시오가피 : 간 기능의 보전과 해독작용, 면역기능강화, 혈액을 맑게 해주는 효능이 있습니다.

❖ 곶감, 생강

곶감 5~6개와 생강 5~6쪽을 달여 놓고 딸꾹질이 날 때마다 마신다.

❖ 종이 주머니

종이 주머니를 입에 대고 호흡을 하거나 이불 속에서 호흡을 해본다.

❖ 얼음

얼음을 잘게 썰어 놓고 딸꾹질이 나려 할 때 얼른 씹어 먹는다.

❖ 감꼭지

감꼭지를 7~8개 달여서 따뜻하게 마신다. 취침 전에 마시는 것이 좋다.

---

5 ... 천식

천식은 만성기관지질환, 폐질환, 운동, 공해와 스트레스 등 여러 원인들로 발생하지만 그 중에 알레르기로 인한 환자가 전체의 2/3에 달할 정도이다. 침대, 카펫 등에 살고 있는 집진드기, 애완동물의 털, 꽃가루로 인한 알레르기 반응으로 발생하는 경우가 많으며, 꽃가루, 먼지, 동물의 털, 곰팡이 등 알레르기원과 기관지염, 운동이나 스트레스 등의 원인으로 발병한다고 알려져 있다.

천식은 공기가 폐로 들어가는 통로인 기관지나 세기관지가 부어서 폐의 분비물인 담이 늘고 기관지나 세기관지가 경련을 일으키기 때문에 나타난다. 민간요법으로는 다음과 같은 것들이 있다.

| 재료와 활용법 |

❖ 꽃다지
꽃다지를 진하게 달여 마신다.

❖ 더덕
가을에 캔 더덕을 약한 불에 오래 달여
마신다.

❖ 밤, 은행, 대추
위 재료를 말린 것 삶아서 수시로
마신다.

❖ 생강, 무, 배, 꿀
위 재료를 달여서 건더기째 먹는다.

❖ 동백 기름
발작 시에 마신다.

❖ 메밀꽃
가을에 메밀꽃을 따서 말려두었다가
발작 시에 달여서 마신다.

❖ 골담초 뿌리
골담초 뿌리를 달여서 마신다.

❖ 목화송이 껍질
껍질을 삶은 물에 엿기름을 넣어 식혜를

만들어 먹는다.

❖ 달팽이
달팽이 속살을 말려 분말로 만들어 복용
한다.

❖ 하눌타리 열매, 꿀
하눌타리 열매의 윗부분을 자르고 속을
파낸 다음 꿀을 넣고 찜통에 쪄서 생긴
물을 마신다.

❖ 토끼, 밤, 대추
위 재료를 푹 고아 공복에 먹는다.

❖ 쇠뜨기
쇠뜨기를 가을에 채취하여 말려 두었다
가 발작 시에 달여 마신다.

❖ 도꼬마리 잎
도꼬마리 잎을 말렸다가 종이에 말아 담
배 피우듯 피우거나 화로에 도꼬마리 잎
을 태우면서 그 연기를 쏘이며 은근히
마신다.

❖ 송진
송진 가루를 조금씩 꾸준히 먹는다.

6 ··· 늑막염

기침이 나는 원인 중에 마른 기침을 동반하는 것이 바로 늑막염으로 결핵 등으로 인해 말 그대로 흉부의 늑막에 염증이 생기는 것을 말한다. 옛날에는 늑막염으로 여겨지는 질병들이 많았지만 지금은 그 발생 비율이 많이 줄었으며 흉막염이라 부른다. 결핵 발생률이 줄면서 시대에 뒤떨어진 질병이 되었지만 몇 가지 요법을 소개해본다.

| 재료와 활용법 |

◆ 닭, 대파
닭과 대파를 고아서 국물만 마신다.

◆ 선인장
선인장을 찧어 그 즙을 마신다.

◆ 수리취 뿌리
수리취 뿌리를 달여서 하루 3번 식후에 마신다.

◆ 막걸리, 식초, 생강즙, 계란
위 재료를 섞어서 마신다.

◆ 엄나무
엄나무의 기름을 내어 마신다.

◆ 우엉
삶아서 자주 마신다.

◆ 붕어, 토란
붕어와 토란을 자주 달여서 먹는다.

◆ 장길파 뿌리
장길파의 뿌리를 달여 마신다.

◆ 포공영, 호박 껍질
달여 마시는데 호박 껍질은 마른 것도

무방하다.

❖ 인동덩굴, 더덕, 도라지
위 재료를 달여 마신다.

❖ 지우초(외나물)
지우초를 달여 마신다.

❖ 나팔꽃 씨, 시네
위 재료를 볶아 분말로 만들어 꿀로 반죽하여 녹두만 한 크기의 환을 만들어 먹는다. 1일 3회, 매 식후 1시간에 약 30개씩 섭취한다.

❖ 굼벵이
굼벵이를 달여 마신다. 또 굼벵이와 깐 밤을 삶아서 국물로 마시기도 한다.
(양식 굼벵이도 있음)

❖ 다시마, 팥, 호박
삶아서 좀 맵게 해서 먹는다.

❖ 율무, 닭
갈아서 닭죽을 쑤어 먹는다.

❖ 삘풀 뿌리
삘풀 뿌리를 달여 마신다.

❖ 무씨, 닭
3년 이상 묵은 무씨를 닭에 넣어 고아 먹는다.

❖ 무말랭이
말린 무를 달여서 수시로 마신다.

❖ 소태나무 열매
기름을 싸서 넉는나.

❖ 닭, 칡, 지네
닭에 칡을 또는 닭에 지네를 넣고 달여 먹는다.

❖ 늑막초
달여 먹는다.

❖ 송골나무
잘게 썰어 달여 마신다.

❖ 삼씨
생 삼씨를 갈아서 즙을 내어 마신다.

❖ 민들레, 바위옷
위 재료를 삶아서 마신다.

❖ 닭, 엄나무
닭과 엄나무 껍질을 고아 먹는다.

혈관계 질환

질 병 은 치 료 할 수 있 다

01... 고혈압

02... 뇌졸증

03... 와사풍

04... 동맥경화증

05... 신장염

1 ... 고혈압

고혈압은 순환기계를 도는 혈액의 문제로 생겨나는 것으로, 콜레스테롤 축적과 몸 조직체의 건강과 생기의 도달을 의미하는 음평양비陰平陽秘의 실조에 의한 것으로 알려져 있다. 과로로 인해 몸의 생기가 축나고 신진대사의 활력 저하로 노폐물이 노화를 촉진시켜 혈관 조직의 탄력성이 떨어지는데 여기에다 생기의 비정상적인 활동 때문에 열까지 생겨 혈압이 올라가서 증상이 발발하는 것이다.

따라서 한의학에서는 생기를 돕고 노폐물을 제거하고 혈관을 풀어주는 방법으로 고혈압을 치료한다. 다만 이 증상은 다양한 방법의 혈압 조절이 필요한 만큼 정확한 진찰을 받은 다음, 꾸준히 조절을 하여야 한다. 또한 최근은 의학이 발달해 구태여 민간요법으로 하지 않아도 될 것으로 사료된다.

재료와 활용법

❖ 누에고치
누에고치 분말과 녹두 가루로 반죽을 해서 환을 만들어 오래 복용한다.

❖ 감나무 잎
감잎을 달여 차로 마신다.

❖ 미나리
즙을 내서 장기적으로 마신다.

미역, 다시마
물에 담가 염분을 뺀 다음 말려 분말로 만들어 지속적으로 복용한다.

무, 감
즙내서 마신다.

산 뽕잎
서리 맞은 산 뽕잎을 그늘에서 건조시켜 한번에 5~6잎씩을 달여서 마시든지 분말을 해서 1~2수저씩을 장복한다.

진득찰
털이 있는 진득찰을 9번쯤 술로 쪄서 말린 뒤 가루로 만들어 찹쌀 풀로 팥알만 하게 환을 만든다.
1회에 50~60개씩 식후에 복용한다.

솔잎
솔잎을 그늘에서 말려 진하게 달인 물로 식혜를 만들어 장복하거나 분말로 만들어 조석으로 1~2스푼씩 물과 마신다.

표고버섯
진하게 달여 조석으로 마신다.

아카시아
껍질과 씨를 달여 마신다.

탱자나무
탱자나무 가지를 잘게 잘라두었다가 두고두고 달여 마신다.

양파 껍질
붉은색이 나는 부분을 수시로 달여 마신다.

양파 껍질, 옥수수 수염
함께 달여 마신다.

진득찰, 뽕잎, 양파, 다시마
위 재료를 달여서 하루 3번 씩 식후에 마신다.

옥수수
옥수수 스프를 장기간 먹는다.

오리
오리고기나 오리 알은 예로부터 혈압에 좋다고 알려져 있다.

솔방울
솔방울로 술을 담가 조금씩 마신다.

미나리
진하게 달여 오래 두고 마신다.

❖ 다시마
다시마를 튀겨서 자주 먹는다.

❖ 땅콩
볶아서 식초에 담가 조석으로
한 수저씩 먹는다.

❖ 메밀 대
달여 식수 대신 마신다.

❖ 솔잎
달여서 조석으로 한잔씩 마신다.

❖ 뽕나무 줄기와 뿌리
위 재료를 달여 마신다.

❖ 도꼬마리 열매, 칡뿌리, 들깨
위 재료를 삶아 꾸준히 마신다.

❖ 누에똥
말린 누에똥을 가루 내어 매 식후
2수저씩 먹는다.(찻수저로)

❖ 구기자, 대추, 석류
위 3가지를 적당량 씩 섞어서 달여
마신다.

❖ 달걀, 식초
달걀을 식초에 담갔다가 조석으로
한 개씩 먹는다.

❖ 배추즙
배추를 즙을 내서 조석으로 1컵씩
마신다.

❖ 들깨
지속적으로 먹되 죽을 쑤어 먹는
것이 편리하다.

❖ 솔잎
즙내서 마신다.

❖ 솔잎, 콩
재래종 소나무 잎과 날 콩을 반반씩 섞
어 가루 내어 식후에 2스푼씩 먹는다.

감나무 잎
끓여 마신다.

❖ 곶감, 피문어
곶감 5~6개와 문어포 1/4정도를 달여 먹
는다.

❖ 곶감, 낙지
곶감 10개, 낙지 10마리를 삶아서 수시

로 먹는다.

◈ 양파, 토마토
양파와 토마토를 각각 1/2개씩 갈아 그
즙을 조석으로 한 컵씩 마신다.

◈ 콩, 식초
콩을 잘 씻어서 말린 후 큰 병에 콩 1/3
징도, 식초 2/3징도토 담아 약 10일 시난
다음 아침 식전에 20~30개 씩 씹어
먹는다.

◈ 콩, 솔잎
두 가지를 같은 무게로 분말을 해서 매
일 식전에 미숫가루 타 먹듯이 물에 타
먹는다. 지속적으로 복용하는데 변비 또
는 설사가 날 경우, 변비는 솔잎을 줄이

고 설사에는 콩을 줄이면 된다.

◈ 까마중
까마중의 전초를 달여 마신다.

◈ 녹두
베갯속에 넣고 잔다.

◈ 메밀, 꿀
메밀가루에 꿀을 타서 조석으로 마신다.

◈ 야채 생즙
근래에는 생즙을 즐겨 마시는 분들이 많
은데 효과가 좋다. 꼭 식전에 마셔야 하
는데 여윈 사람, 추위를 많이 타는 사람
에게는 도리어 해가 될 수 있으니 숙고
해야 할 것이다.

---

2 ... 뇌졸중

흔히 중풍이라고도 불리는 뇌졸중은 뇌혈관 혈액 순환에 장애가
와서 일어나는 증상들을 말하는 것으로 크게 보아서 뇌혈관이 막혔

느냐 터졌느냐를 의미하는 시급한 질환이다. 따라서 민간요법으로는 해결하기 어려운 증상이나 옛말을 따라 몇 가지 소개한다.

재료와 활용법

❖ 엄나무
엄나무 기름을 먹는다.

❖ 소나무에 붙은 덩굴
칡이 아닌 가는 덩굴을 달여 마신다.

❖ 땅강아지
땅강아지를 구워 먹는다.

❖ 목화씨
목화씨를 삶아서 마신다.

❖ 피문어
피문어를 달여 먹는다.

❖ 진득찰, 소주
진득찰을 소주에 담갔다가 3~4차례 말린 뒤 가루 내서 환을 만들어 장복한다.

❖ 토끼
토끼를 삶아서 국물만 마신다.

❖ 곶감, 북어
곶감과 마른 북어를 삶아 먹는다.

❖ 오리, 들기름
오리를 들기름에 볶아 먹는다.

❖ 닭, 창포 뿌리
닭 삶은 물에 창포를 넣고 다시 달여 마신다.

❖ 솔잎
솔잎을 분말로 해서 계속 먹는다.

❖ 파초
파초의 줄기와 잎을 즙내어 마신다.

❖ 해바라기
해바라기 대나 뿌리를 삶아 마신다.

❖ 호두
호두를 달여서 먹는다.

3 ... 와사풍

와사풍은 얼굴이 일그러지는 안면신경마비 증상으로서 구안괘사라고도 한다. 너무 찬 곳에 얼굴을 대고 잠이 들거나 찬바람을 한쪽에 지속적으로 쐬거나 지나친 스트레스 등을 지속적으로 받아도 발생한다. 바이러스에 의한 것이 많은 것 같다. 이 같은 안면신경마비는 중추성과 말초성이 있는데 여기에서는 말초성에 잘 듣는 민간요법 몇 가지를 소개하도록 한다.

| 재료와 활용 |

◆ **미나리아재비**
자주 삶아 마신다.

◆ **쇠똥나물, 소금**
위 재료를 짓찧어 입 돌아간
반대편에 붙인다.

◆ **미나리아재비, 피마자 열매**
위 재료를 입이 돌아간 반대쪽에 붙이고
반창고 등으로 고정시킨다.

◆ **지우초(오이풀)**

뿌리를 짓찧어 환부에 직접 붙인다.

◆ **지우초 뿌리, 소금**
지우초 뿌리에 약간의 소금을 섞어 짓찧어 입 돌아간 반대편 허벅지에 붙인다.

◆ **황새풀**
황새풀을 찧어 입 돌아간 반대편 손등의 엄지와 검지 사이에 붙이고 고정시킨다.

◆ **할미꽃 뿌리**
짓찧어 입이 돌아간 반대쪽 다리에 붙이는데 차렷 했을 때에 2지와 3지 끝이 닿는 부분 사이에 붙인다.

4 ... 동맥경화증

동맥경화증은 혈관이 굳어져서 탄력성이 사라지면서 발병되는 질환으로서 정도의 차이는 있으나 거의 모든 노인들에게 볼 수 있는 현상이다. 또한 최근에는 서구식의 육류 위주의 식생활이 보편화되면서 젊은 사람들도 안심할 수 없는 상황이다. 이 질병은 동맥이 두터워지고 굳어지면서 탄력이 감소되는 것에서 비롯되는 우선 병원에서 진단을 받은 뒤 꾸준히 치료를 받아야 할 것이나 민간요법 몇 가지를 함께 소개해본다.

| 재료와 활용법 |

◈ 미역, 다시마
평소에 미역이나 다시마를 자주 많이 먹는다.

◈ 토마토
토마토를 어떠한 상태로든지 지속적으로 먹는다.

◈ 양파
날 것이나 익은 것이나 꾸준히 섭취하는 것이 좋다.

◈ 마늘
구워서 많이 오래 먹는다.

◈ 벽오동나무
가지를 잘게 썰어 달여 마신다.

◈ 달걀
달걀노른자의 기름(난황유)을 꾸준히 마신다.

◈ **바위옷**
달여 마신다.

◈ **구기자 뿌리(지골피)**
잘게 썬 구기자나무 뿌리를 한줌, 물 한 대접을 붓고 약한 불로 달여서 조석으로 마신다.

◈ **딩근**
평소에 당근을 많이 먹는 것이 도움이 될 수 있다.

◈ **은방울꽃**
은방울꽃의 전초를 달여 마신다.

◈ **지치**
지치를 삶아 먹는다.

◈ **탱자, 코스모스**
탱자와 코스모스 뿌리를 달여 마신다.

◈ **양파, 당근**
양파와 당근을 2:1의 비율로 갈아서 아침에는 식전에 저녁에는 식후에 한 컵씩 마신다

---

5 ... 신장염

신장은 우리 몸의 불필요한 수분과 노폐물을 소변으로 내보내는 역할을 하고 필요한 영양분의 일부를 재흡수하며 몸 안의 수분 조절을 담당하는 기관이다. 다시 말해 우리 몸의 수많은 노폐물을 길러내는 하수도 비슷한 일을 맡고 있는데, 신장으로 찾아드는 성분들을 모두 내보내지 않고 필요한 영양분이나 물질은 잘 걸러서 재사용할 수 있게 하는 기관이다. 몸에 붓기가 자주 생기면 신장염을 의심해야 한다.

| 재료와 활용법 |

❖ 민들레
부종이 있을 때 민들레의 잎과 뿌리를
달여 마신다.

❖ 옥수수
옥수수 1컵을 물 2컵으로 달여서 하루
3~4번 마신다.

❖ 옥수수 수염
완전히 건조시켜 달여서 마신다.(다량을
지나치게 장기간 복용하면 신장에 무리
가 갈 수 있다)

❖ 꿀, 연근
연근을 잘게 썰어 꿀에 재웠다가 물을
붓고 끓여 먹는다.

❖ 가지
가지를 삶아 먹는데 말렸다가 쓰는 것이
더 좋다.

❖ 감자
날감자를 강판에 갈아서 꿀을 조금 타서
먹는다.

❖ 담쟁이덩굴 뿌리
담쟁이덩굴의 뿌리(꼭 소나무에 감겨
있는 것)를 달여서 마신다.

❖ 뽕나무 가지, 잎
재래종 뽕나무의 잎이나 가지를 달여서
마신다.(혈뇨에도 유효)

❖ 뽕나무 뿌리
뽕나무 뿌리를 태워 뜨거운 물에 담가
잿물이 우러나면 그 물로 보리밥을 지어
먹거나 팥죽을 쑤어 먹는다.

❖ 오동나무
가지를 잘게 썰어 삶아 마신다.

❖ 호박, 인진쑥, 대추, 생강
위 재료를 달여 먹는다.

❖ 제비꿀풀
달여서 수시로 자주 마신다.

❖ 호박, 꿀
늙은 호박 속을 파내고 꿀을 넣고 쪄낸
물을 하루 3번씩 마신다.

❖ 달팽이
달팽이를 달여 먹는다.

Chapter 5

신경계 질환

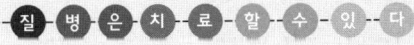

질 병 은 치 료 할 수 있 다

01... 불면증

02... 울화병

03... 신경쇠약

04... 우울증

05... 두통

06... 차멀미

불면증의 원인은 다양하지만 우선 신경쇠약, 커피나 홍차, 그리고 추위, 더위 등 대뇌에 흥분을 일으키는 요인들, 통증, 가려움, 빈뇨 등의 신체조건 등이 주요 원인으로 알려져 있다. 이런 불면증을 앓는 환자들에게서 보이는 가장 흔한 증상은 바로 냉증이다.

사람은 머리는 서늘하게 발은 따뜻하게 해야 순조로운 생활을 할 수 있는데, 이것이 거꾸로 지속되면 불면증뿐만 아니라 다른 질환까지 발병할 수 있다. 이는 자기 생활을 수정하려는 꾸준한 노력이 우선이다.

재료와 활용법

◆ **달래**
생즙을 내서 마시거나 저녁 식사 때 찬으로 많이 먹으면 좋다.

◆ **사과**
사과를 껍질째 매 식후 먹는다.

◆ **민들레**
민들레 전초를 달여 마신다.

◆ **오매**
끓여서 따끈하게 마신다.

◆ **상추, 쑥갓**
위 재료를 쌈으로 많이 먹든지, 생즙을 내서 점심, 저녁 식후에 마신다.

◆ **붕어**
붕어를 고아서 취침 전에 먹는다.

◆ **파, 대추, 보리**

위 재료를 달여서 자주 마신다.

◈ 파, 대추
큰 파 뿌리 부분만 5개, 대추 10개에 물을 한 사발을 붓고 절반 정도로 졸여서 취침 전에 마신다.

◈ 영지버섯, 대추
영지버섯 한 송기에 대추 반 겁쯤을 넣어 달여서 하루 3~4차례 마신다. 한번은 재탕해도 괜찮다.

◈ 양파
양파를 잘게 썰어 접시에 담아 머리맡에 놓고 잔다.

◈ 오랑캐꽃 뿌리
오랑캐꽃 뿌리를 캐어 두었다가 소량씩 달여 공복에 마신다.

◈ 해바라기 대
해바라기의 대를 잘라 두었다가 적당히 썰어 삶아 마신다.

◈ 발 물 요법
신경이 약해서 잠이 잘 안 오면 따뜻한 물에 발을 한참 담갔다가 잠자리에 들면 좋을 때가 있다.

◈ 멧대추 씨(산조인)
까뭇까뭇하게 볶아서 한 종지 정도를 달여 세 번에 나누어 마신다.

◈ 고사리
고사리를 양념을 해서 많이 먹는다.

◈ 오미자
오미자를 진하게 달여 자주 마신다.

◈ 측백나무 씨
볶은 가루를 2스푼씩을 하루 세 번 따뜻한 물로 식후 3시간쯤에 복용한다.

◈ 천마, 천궁
같은 양을 마시는데 머리가 아프면서 잠이 안 올 때 좋다.

◈ 생강, 반하
함께 달여 마신다.

◈ 뜬 보리(부소맥)
머리가 화끈거려 잠 못 이루는 경우에 삶아 먹는다.

◈ 자소엽, 양파
위 재료를 달여서 취침 전에 따뜻하게 마신다.

◈ **자소엽, 생강, 파**

위 재료를 달여 취침 전에 마신다.

오래 달여 마신다.

◈ **대나무**

생대나무의 겉껍질을 칼로 긁어 생기는
것을 한줌씩 달여 식후에 복용한다.

◈ **좁쌀**

메좁쌀보다 차좁쌀이 좋다.

2 ... 울화병

울화가 치밀어 견딜 수 없을 정도로 가슴이 답답하고 한숨이 나
는 것을 울화병이라고 한다. 서양에서는 이를 우울증이라고도 진단
하는데 보편적으로 울화는 우울과는 다소 다른 것으로 주로 여성에
게서 많이 나타난다. 집안 문제라던지 시집살이처럼 외부로 드러낼
수 없는 스트레스를 참고 살아가면 신경 계통이 예민해지면서 불안
감, 예민증, 무기력, 짜증, 자신감 상실 등이 나타나며, 육체적으로
도 소화불량, 식욕저하, 변비와 설사, 갈증 등이 나타나게 된다.

일단 우리가 화를 내게 되면 기운이 위로 뻗쳐 얼굴이 붉어지고
심하면 뇌출혈과 같은 극단적인 증상이 나타날 수도 있다. 이런 화
병은 가슴에 막힌 기를 순행하는 치료가 동반되는 것도 이 때문이
다. 울화병을 다스리려면 자신의 감정을 거부하지 말고 스스로 받
아들이고 운동 등으로 육체적으로도 단련하려는 노력도 필요하다.

| 재료와 활용법 |

◈ 돼지 염통, 황련
돼지 염통 구멍에 황련을 넣고 끓여
먹는다.

◈ 대추, 연밥
대추 한줌과 연밥 반 줌을 달여 조석으
로 식후에 마신다.

◈ 맥문동, 감초
같은 양을 달여서 매 식후에 복용한다.

3 ... 신경쇠약

우리는 복잡한 현대사회 속에서 살아간다. 과거의 단순했던 생활
에서 벗어나 많은 경쟁과 스트레스에 시달리면서 신경계 질환들이
두드러지게 나타나고 있다. 신경쇠약은 일종의 허약 증세로서 과도
한 스트레스와 걱정 등으로 몸의 균형이 교란되고 가슴 두근거림
등이 나타난다. 이런 신경쇠약이 심해지면 얼굴의 홍조증, 불면증,
건망증 등이 연이어 나타날 수 있다. 마음을 다스리고 가슴의 막힌
기운 흐름을 풀어주는 민간요법을 소개한다.

| 재료와 활용법 |

◈ 파, 무즙
파와 무의 즙을 평소에 많이 그리고 오
래 먹으면 신경 쇠약이나 불안감, 불면
증 등에도 도움이 된다.

◈ 무청(날 것)
무청을 즙내서 포석으로 식후에 마신다.

◈ 양파
양파즙을 조석으로 식후에 마신다.

4 ... 우울증

앞서 설명한 울화병, 신경쇠약 등과 연관 지어 생각할 수 있는 것이 바로 우울증이다. 우울증 역시 다양한 원인들로 인해 발생하는데 다만 비슷한 조건 하에서도 사람에 따라 그 증상과 양상, 정도에 큰 차이가 있다. 평소에는 항상 즐겁게 느껴지던 것이 더 이상 재밌게 느껴지지 않는다면 우울증의 시작을 의심할 필요가 있다. 이 증세는 심해질 경우 극단적인 선택을 할 수 있는 만큼 반드시 신경정신과의 진료를 받아야 하며 주변의 도움도 반드시 필요하다. 노인과 주부에게 자주 나타나는 경향이 있었지만 요즘은 그 연령대와 성별에 구분이 없어서 더욱 위험한 증상이다.

재료와 활용법

◈ 대추, 감초, 밀가루
대추 5개, 감초 10g, 밀가루 2~3 큰 수저를 진하게 달여서 마신다. 위 숫자의 비례로 해서 식후 1시간 내외에 복용하는데 잦은 노인층 우울증에서 보조요법으로 이용할 수 있다.

◈ 대나무 잎, 멧대추씨(산조인)
대나무 잎과 볶은 멧대추씨를 같은 무게로(4~5g씩)달여서 식간에 한컵씩 마신다.

5 ... 두통

    같은 두통도 그다지 문제가 되지 않는 두통이 있는가 하면, 생명과 직결되는 두통도 있는 만큼 그 양상이 천차만별이다. 또한 두통의 정도를 타인에게 제대로 전달할 수 없어서 더 큰 문제이다. 중요한 것은 두통에 수반되는 증상이 어떠한가이다. 두통은 여러 요인으로 발생하는 것이므로 세밀한 관찰이 필요하다.

    조금 신경을 쓰기만 해도 두통이 오는 사람, 화를 낼 때 머리가 아픈 사람, 잠을 조금만 설쳐도 두통이 오는 사람, 소화가 안 돼도 머리가 아픈 사람 등 사소한 두통이 있는가 하면, 뇌혈관의 병변, 안과 영역에서의 두통, 콧병, 고혈압으로 인한 두통도 있는 만큼 반드시 C.T나 M.R.I 검사를 받아 보아야 할 때도 있으니 세심한 배려가 필요하다. 여기에서는 큰 원인이 아닌 평소에 나타나는 두통과 관련한 민간요법을 소개한다.

재료와 활용법

◆ 천궁, 천마
두 가지를 같은 양 (4~5g 씩)을 달여서 아침, 저녁으로 식후에 나누어 마신다.

◆ 감국
감국을 물 2컵에 한 줌 넣고 달여서 매 식후에 나누어 마시거나 꽃을 가루로 만들어 한번에 1~2 스푼씩 식후에 먹거나 한다.

◈ 도꼬마리

열매를 달여서 하루 3번, 식후에 마신다. 이것은 콧병으로나 감기로 온 두통에 든는다.

◈ 질경이

진하게 달여 식전에 마시는데 이것은 감기가 있을 때 잘 듣는다.

◈ 반하, 진피, 생각

소화가 잘 안 되면서 두통이 있을 때 달여서 식후에 마시는데, 소화가 안 되면서 머리가 아픈 사람에게 유효하다.

◈ 순비기나무 열매

이 한 가지로는 좀 약하겠지만 소량씩 달여 마시거나, 찜통 같은 데 쪄서 보자기에 넣어 머리에 뒤집어쓰거나 베게 속에 넣고 자기도 한다.

◈ 팥

붉은 팥을 적당히 달인다. 달일 때의 물이 절반으로 줄면 하루 두 번 마신다. 또는 다른 두통이 있을 때도 마신다.

◈ 고삼, 대추

고삼 한 줌, 대추 한 줌, 물 한 대접을 반으로 졸여서 차게 보관하며 조석으로 마신다. 이것은 맛이 쓰긴 하나 이용자는 많다.

◈ 선인장

달여 마시면 두통이나 불면증에 효과가 있다.

◈ 질경이

질경이를 달여서 하루 3번 식전에 마신다. 감기가 겸했어도 무방하다.

◈ 도꼬마리

감기나 콧병으로 두통이 있을 때 도꼬마리 열매를 소량씩 달여 마신다.

◈ 천마, 천궁

천마와 천궁을 가루로 내어 한번에 2수저 씩 매 식후에 먹는다.

◈ 된장

담배를 많이 피워 머리가 아플 때는 날 된장을 먹는다.

◈ 아주까리 잎

아주까리 잎을 차 대신 달여 마신다.

◈ 무 씨

볶아서 차처럼 달여 마신다.

◆ **들국화**

들국화를 베갯속에 넣고 잔다.

◆ **녹차**

가끔 녹차를 달여 마신다.

소의 골

허약에서 오는 두통은 쇠골을 삶아 먹는다.

◆ **우엉씨**

열은 없는데 열감이 느껴지면서 오는 두통에 우엉의 씨를 달여 마신다.

---

6 ... 차멀미

적지 않은 사람들이 차나 배, 또는 비행기 등 탈것에 타면 멀미를 하는데 대부분 현기증을 잘 느끼거나 아침 잠을 잘 깨지 못하는 사람들이 특히 심하다. 멀미는 기본적으로 자율신경계를 중심으로 귓속의 전정반고리관이라는 기관에서 일어나는 반응이다. 평소 그네를 잘 타거나 회전의자 등을 통해 이 부분의 힘을 단련하면 한결 줄어든다. 또한 탈것에 타기 전에 정신적인 안도감을 주는 이야기를 해주는 것도 좋은 방법이다.

| 재료와 활용법 |

◆ 인삼, 설탕
인삼(수삼)에 설탕을 넣고 달여서 차나 배에 타기 전에 마신다.

◆ 인삼, 솔잎
적당히 자른 인삼과 솔잎을 비슷한 양으로 입에 물고 있는다.

◆ 반창고
배꼽에 파스나 반창고를 붙인다.

◆ 생강
생강 냄새를 맡으면서 간다.

◆ 칡덩굴
껍질을 벗겨 돌돌 말아 씹는다.

◆ 메밀
날 메밀가루를 한 숟가락 먹고 차를 탄다.

◆ 굴껍질, 생강
위 재료를 2:1 비율로 달여 마신다.

TIP 민간요법에서 많이 이용하는 약재

녹용 : 체력강화, 간 기능 개선, 발육촉진, 지능개선 및 골다공증, 정력증강에 효능이 있습니다.

관절 계통 질환

질 병 은 치 료 할 수 있 다 --

01... 관절염

02... 견비통

03... 신경통

04... 요통

05... 동상

관절 부위를 무리하게 사용하거나 체중이 늘면 급성 관절염이나 퇴행성 관절염 같은 만성 관절염이 생길 수 있는가 하면, 몸에 요산이라는 노폐물이 쌓여서 발생하는 통풍성 관절염도 있다. 즉 관절염도 각각 내과에서, 정형외과에서 치료해야 하는 두 부류가 있는 셈이다.

한의학에서 관절염은 풍, 한, 습의 세 가지 기운 때문에 생긴다고 설명되는데 관절염은 무엇보다도 따뜻한 것을 가까이 하는 것이 좋다. 따뜻한 물 속에서 걷는 운동이나 무릎에 찜질을 하는 것도 좋은 방법이다. 관절염 중에는 꼭 수술을 해야 할 경우도 있고, 약물 또는 물리요법도 있을 것이지만 여기서는 옛것을 그대로 전할 것이다.

재료와 활용법

◈ 골담초
무릎 관절염이나 신경통은 골담초를 약불로 달여 하루 3번 식간에 마신다.

◈ 엄나무
주로 어깨 관절이 아플 때 진하게 달여 매 식후에 마신다.

◈ 담쟁이덩굴
특히 무릎에 온 관절염에는 담쟁이덩굴을 달여 조석으로 마시는 것이 좋다.(덩굴을 20~30cm 정도로 물을 많이 붓고 천천히 진하게 달인다)

◈ **감자, 밀가루**

날 감자를 갈아 밀가루와 반죽해서 환부에 붙인다.

◈ **닭, 삼씨, 무씨**

닭 뱃속에 무씨와 삼씨를 넣고 푹 고아서 공복에 먹는다.

◈ **메싸리**

메싸리를 말려 두었다가 필요시에 달여 마신다.

◈ **율무, 계란**

율무를 가루 내어 계란과 섞어서 죽을 쑤어 간식처럼 먹는다.

◈ **엄나무, 검정 닭**

위 재료를 고아 먹는다.

◈ **마늘 천남성**

위 재료를 섞어서 쪄 말린 것을 가루 내서 약한 술 한 컵에 소량(찻 수저로 1/3)을 타서 마신다.

◈ **호박, 인삼, 꿀**

위 3가지를 같이 삶아 먹는다.

◈ **지네, 닭**

지네의 다리는 떼어 버리고 닭 한 마리에 30마리 정도 넣고 고아 먹는다.

◈ **신경초**

신경초(미모사)를 삶아 먹는다.

◈ **오동나무**

오동나무를 잘게 썰어 삶은 물로 식혜를 만들어 먹는다.

◈ **애기똥풀, 찹쌀**

애기똥풀 삶은 물로 찹쌀술을 빚거나, 그 물로 식혜를 만들어 먹는다.

◈ **소나무 뿌리**

소나무 뿌리 삶은 물로 식혜를 만들어 먹는다.

◈ **원추리 뿌리, 소주**

원추리 뿌리를 소주에 담갔다가 3개월 후 공복에 한 잔씩 마신다.

◈ **엉겅퀴 뿌리, 탱자, 수리취 뿌리**

재료를 혼합 등분하여 달여 마신다.

◈ **재래종 뽕나무**

어느 부위도 좋으니 달여 마신다.

❖ 목화씨
목화씨 달인 물로 술을 빚어 마신다.

❖ 깨, 소주
검은 깨를 볶아 항아리에 넣고 소주는
팔팔 끓여 그 항아리에 부었다가 약 10
일 후부터 식후에 마신다.

❖ 민들레
민들레의 잎과 뿌리를 삶은 물로 식혜를
만들어 먹는다.

❖ 하눌타리
하눌타리 뿌리를 오래 달여 마신다.

❖ 마늘, 옥수수
마늘과 옥수수를 삶아 먹는다.

❖ 소나무 순, 소주
소나무의 순을 잘라 두었다가 소주에 재
운 뒤 우러나면 조금씩 마신다.

❖ 홍어, 오동나무
오동나무 삶은 물에 홍어를 넣고 다시
달여서 먹는다.

❖ 오동나무
나무 삶은 물로 식혜를 만들어 먹는다.

❖ 엄나무, 호박, 인삼, 대추, 생강
위 재료를 달여 장기간 복용한다.

❖ 말굽 풀
말굽 풀 달인 물을 매 식전에 마신다.

❖ 구기자
끓여서 장기간 마신다.

❖ 미꾸라지
미꾸라지를 찧어서 환부에 붙인다.

❖ 골담초, 독활(멧두릅 뿌리), 우슬초, 백출
위 재료를 달여 마신다.

❖ 개복숭아 나무
개복숭아 나무의 가지를 진하게 달여
마신다.

❖ 신경초, 찔레나무 뿌리, 소주
신경초와 찔레나무 뿌리를 큰 병에 적
당히 채우고 소주를 부었다가 1주일
정도 지난 다음부터 조석으로 식후에
한 잔씩 마신다.

❖ 소목, 복어
소목과 복어를 적당히 잘라서 끓였다

가 조석으로 한잔 씩 마시는데 덥게 마셔도 차게 마셔도 무관하다.

✦ 닭, 소주
닭 한 마리에 소주 2리터를 부은 다음 3~4시간 푹 달인다. 달여진 국물을 기름만 빼고서 하루 한 번, 한 대접씩 아침 공복에 마신다.

✦ 으아리(위령선), 두충
위 재료를 같은 양으로 달여서 하루 3번 식전에 마신다.

✦ 솔잎
솔잎을 가루로 해서 한 번에 한 수저씩 물 또는 술로 마시거나, 소주병 하나에 솔잎을 한 줌쯤 넣었다가 10일 이상이 지난 다음부터 식전에 한 잔씩 마신다.

---

2 ... 견비통

견비통은 어깨와 팔이 아픈 증상으로 한의학에서는 한기와 습기, 바람 등으로 기혈 순환에 방해를 받아 생기는 증상으로 본다. 최근에는 사무직이 늘어나면서 에어컨 바람 속에서 컴퓨터를 많이 작동함으로써 어깨에 통증이 오고 때로는 관절 부위에 만성 염증이 일어나기도 한다.

이는 운동부족과 스트레스, 건전하지 못한 식생활이 원인이다. 이런 원인들로 피가 탁해지고 세포 조직이 무너지면서 근육세포에 염증이 생기는 것이다. 이 증상은 다양한 치료법이 개발되어 있고 온열요법이나 운동 요법도 권할 만하다.

✦ 뽕나무 가지

뽕나무 가지를 잘게 썰어 30~40g을 3대 접의 물로 달여 하루 3번 식후에 마신다.

✦ 강활, 진교

위 재료를 같은 양을 섞어서 달여 가지고 하루 3번, 식후에 마신다.

✦ 찜질(핫팩이 있어서 편리)

돌이나 기왓장에 불을 구워서 수건으로 싸가지고 어깨에 댄다. 지금은 핫팩을 이용하면 된다.(예전에는 돌을 구워서 뜨거운 것을 수건으로 싸서 사용하였음)

✦ 엄나무

엄나무 껍질을 달여서 마신다. 1일 2회 조석으로 식후에 복용.

---

3 ... 신경통

때때로 통증으로 날씨를 예감하는 사람들이 있는데 그중에 신경통 환자가 많다. 하지만 날씨가 흐릴 때 통증이 재발하는 신경통은 특별한 약이 없어서 늘 몸이 무겁다. 특히 나이 드신 어른들의 경우 대부분 신경통이 있을 수 있다. 이런 경우는 다음과 같은 민간요법이 있기에 소개 한다. 하지만 신경통은 자칫 습관성이 될 수도 있으므로 전문가와 상담을 하는 것이 좋다.

재료와 활용법

✤ 북어, 다시마
북어와 다시마를 달여 마신다.

✤ 보리수나무
보리수나무를 삶은 물로 막걸리를
만들어 마신다.

✤ 소루쟁이, 소주
소루쟁이의 잎, 줄기, 뿌리를 소주에
담갔다가 조금씩 마신다.

✤ 선인장
선인장을 찧어서 통증이 있는 부위에
붙인다. (가시는 제거)

✤ 애기똥풀(약용 풀이름)
애기똥풀을 달여 마신다.

✤ 솔잎, 흑설탕
솔잎을 달여 흑설탕을 넣어 마신다.

✤ 벌집
벌집을 달여 마신다.

✤ 돼지 발, 재피나무
돈족과 재피나무를 고아 국물만 마신다.

✤ 백선피(뿌리의 껍질)
백선피 달인 물로 막걸리를 빚어서
마신다.

✤ 소루쟁이
소루쟁이를 봄에 뿌리째 캐어 그늘에
말렸다가 가루로 해서 공복에 먹는다.

✤ 물푸레나무, 임나무, 잉깅귀, 골딤초
위 재료를 달여 마신다.

✤ 쇠무릎지기나무, 엄나무, 노나무, 밤, 대추
밤, 대추를 빼고 3가지를 달인 물에 밤과
대추를 넣고 다시 삶아 먹는다.

✤ 오리 알
오리 알을 하루 6개씩 삶아 먹는다.

✤ 홍어, 오동나무
홍어, 오동나무를 같이 삶아 먹는다.

✤ 산초나무, 돼지머리
위 재료를 푹 고아서 식간에 먹는다

✤ 수삼, 밤, 대추
위 재료를 달여 마신다.

◆ 비단개구리

비단개구리를 말려 두었다가 1~2마리씩 달여 마신다.

◆ 두릅나무

잘게 썰어 달여 마신다.

◆ 대나무 뿌리

대나무 뿌리를 삶은 물에 설탕을 약간 타서 마신다.

◆ 산초나무, 돼지고기

소량씩 삶아 먹는다.

◆ 돼지 등뼈, 엄나무

위 재료를 충분히 고아 자주 마신다.

◆ 백선피

백선피로 막걸리를 담가서 꾸준히 마신다.

◆ 들 복숭아나무, 닭

들 복숭아나무를 삶은 물에 닭을 고아 먹는다.

◆ 굴피, 계피, 해동피, 오갈피

굴피(참나무 껍질), 계피, 해동피(엄나무 껍질), 오가피 같은 양을 삶아서 그 물로 식혜를 만들어 따뜻하게 마신다.

◆ 누에

누에 볶은 가루를 수시로 먹는다.

◆ 지네, 닭

제일 많이 이용하는 편이다. 지네의 머리와 꼬리, 다리를 떼어 내고 닭과 같이 삶아 먹는다.

◆ 너삼뿌리

너삼뿌리를 삶은 물로 술이나 식혜를 만들어 꾸준히 복용.

◆ 뽕나무 뿌리

뽕나무 뿌리를 약한 불에 서서히 달여서 마신다.

◆ 뽕나무 뿌리, 산사나무

위 재료를 달여 마시는데 뽕나무 뿌리 한 가지 보다 효과가 좀 낫다.

◆ 솔잎

참 솔잎을 찧어서 환부에 붙인다.

◆ 신경초 뿌리, 소주

신경초 뿌리를 소주에 담갔다가 빨간색이 우러나면 마신다.

◈ **조각자나무, 노나무, 산초나무,
골담초, 으름덩굴, 이동초**
위 재료를 같은 양으로 달여 마신다.

◈ **우슬뿌리, 엉겅퀴뿌리, 진달래뿌리**
같은 양의 재료를 삶은 물로 식혜를
만들어 먹는다.

◈ **진득찰, 꿀**
진득찰을 진하게 달여서 약간의 꿀을
타서 마신다.

◈ **가시쟁이 뿌리**
가시쟁이 뿌리를 달여 마신다.

◈ **골담초 뿌리, 창출**
위 재료를 소주에 담갔다가 우러나거든
공복에 한 잔씩 마신다.

◈ **개복숭아 나무**
개복숭아 나무 삶은 물로 식혜를
해먹는다.

◈ **깨, 소주**
항아리에 검은깨와 끓인 소주를 넣고
봉했다가 보름쯤 지나면 계속 마신다.

◈ **할미꽃 뿌리**
할미꽃 뿌리를 삶은 물로 식혜를 만들어
먹는다.

◈ **토란, 생강, 밀가루**
토란과 생강을 즙내어 밀가루와 반죽을
해서 환부에 붙인다.

◈ **조롱꽃잎, 쌀**
초롱꽃이나 줄기를 삶은 물로 밥을
짓고, 그 물로 식혜를 만들어 먹는다.

◈ **지네고사리**
지네고사리(지네초) 삶은 물로
식혜를 만들어 먹는다.

◈ **토끼, 엄나무, 제피나무**
토끼 삶은 물에 나머지 재료를 넣고
달여서 마신다.

◈ **감나무 잎, 검은콩, 은행잎, 대추**
꾸준히 달여 마신다.

◈ **골뱅이, 소주**
탈지 골뱅이를 소주에 담갔다가 3개월
쯤부터 공복에 소량씩 마신다.

◈ 엿기름, 들깨, 꿀

엿기름 볶은 가루를 꿀을 타서 먹고 들깨는 볶아서 수시로 끓여 마신다.

◈ 담쟁이덩굴, 해동피

반반 섞어서 달여 마신다.

◈ 생지황

생지황을 짓찧어 환부에 붙인다.

◈ 진달래 뿌리

진달래 뿌리를 삶아 마신다. 또는 진달래 뿌리를 달인 물로 식혜를 만들어 먹는다.

◈ 천궁 뿌리, 소주

천궁 뿌리를 소주에 담갔다가 식전에 조금씩 마신다.

◈ 산초나무, 돼지 뼈, 대추

위 재료를 달여 마신다.

◈ 오가피, 해동피, 우슬

위 재료를 같은 양으로 해서 달여 마신다.

◈ 엄나무

엄나무를 달여서 수시로 마신다.

TIP 민간요법에서 많이 이용하는 약재

복령 : 폐경, 심경, 신경, 방광경에 효능이 있으며 위장병에도 효과적입니다.

4 ... 요통

 허리가 아픈 요통은 요추 골격계의 기형이나 염증, 대사장애 등의 질병, 추간판의 퇴행성 변화 등으로 나타나며 그 원인도 다양하다. 근육 또는 신경이 원인일 때도 있고, 때로는 골격에 문제가 있을 때도 있다.

 따라서 먼저 정확한 진찰을 받고 적절한 치료를 시도해야 한다. 특히 나이가 들면 사소한 동작만으로도 허리를 다치는 경우가 많은데 조금만 신경을 쓰면 면할 수 있다. 이부자리를 개서 얹을 때나 화분 하나를 옮겨도 허리에 힘을 주는 대신 허리는 편 채로 다리와 팔의 힘으로 들어 옮기는 방법 등 허리를 쓰지 않아야 요통을 예방할 수 있다.

 1975년 가을에 약 한 달 동안 남대문 시장에서 지게꾼들을 대상으로 요통을 조사했더니, 다쳐서 허리가 아픈 사람은 있어도 일하다가 다치거나 아픈 일은 거의 없어서 상당히 놀랐다. 어째서 이분들이 허리 아픈 것이 적었나 했더니 지게를 지고 일어설 때 등과 허리는 지게에 밀착된 상태에서 힘을 허리에 주지 않고 다리와 작대기의 힘으로 일어서기 때문이었다. 요통은 맨손 체조를 하는 것 이외에는 허리는 편 채로 행동하는 것이 바람직하다.

◆ **구기자**
구기자차를 장기적으로 마신다.

◆ **닭, 지네**
지네의 머리, 꼬리, 발을 제거하고 닭
한 마리에 10마리를 고아 먹는다.

◆ **대나무**
대나무(싱싱한 것)를 잘게 썰어 달여서
마신다.

◆ **맨드라미, 소주**
맨드라미를 잘게 썰어 조수에 담가
우러나거든 공복에 한잔씩 마신다.

◆ **목화씨**
목화씨 삶은 물로 식혜를 해 먹는다.

◆ **베개, 타올**
베개나 타올을 허리 높이에 맞게 조절해
서 허리베개를 하는데 양 다리를 죽 펴
고 있으면 효과가 없다. 꼭 양쪽 무릎을
구부린 채 누워 있어야 한다.

◆ **복숭아나무, 소주**
복숭아나무의 가지를 잘게 썰어 소주에

재웠다가 우러나면 공복에 마신다.

◆ **북어**
마른 북어를 끓여 먹는다.

◆ **북어, 소목**
북어와 소목을 비슷한 양으로 달여
마신다.

◆ **도라지**
생도라지를 짙어서 허리에 붙인다.

◆ **생지황, 막걸리**
생지황의 즙과 막걸리를 섞어서 하루
2~3차례 마신다.

◆ **솔방울, 소주**
솔방울을 소주에 담갔다가 한 달이
지나면 취침 전에 한 잔씩 마신다.

◆ **솔잎**
솔잎을 쪄서 허리에 찜질을 한다.

◆ **쇠꼬리 곰탕, 마늘**
쇠꼬리와 마늘을 섞어 곰탕으로
매끼마다 먹는다.

쑥

쑥을 삶아 찜질을 한다.

애기똥풀, 닭

위 재료를 삶아 먹는다. 또 애기똥풀을 소주에 담갔다가 우려낸 다음 식전에 한 잔씩 마신다.

오갈피나무

달여 마신다.

오리, 소주

오리를 소주로 삶아 먹는다.

접시꽃 뿌리, 닭

재료를 삶아서 접시꽃 뿌리는 건져 버리고 먹는다.

지네, 계란

지네 약 20마리를 계란 노른자와 혼합 반죽해서 허리에 붙인다.

진달래나무 뿌리

뿌리 삶은 물로 식혜를 해 먹는다.

콩

콩을 볶아서 자루에 넣고 따뜻할 때 허리에 댄다.

탱자

덜 익은 탱자를 달여 마신다.

토끼, 엄나무

토끼와 엄나무를 넣고 달여 먹는다.

토란, 생강

토란과 생강을 3:2 비율로 짓찧어 허리에 붙인다.

할미꽃 뿌리, 고추

할미꽃 뿌리와 고추 4~5개를 삶은 물로 식혜를 해 먹는다.

호박, 밤, 대추, 흑설탕

호박의 속을 파내고 그 속에 나머지 재료를 넣고 삶으면 물이 생긴다. 그것을 조석으로 마신다.

돼지머리, 대마초 씨

위 재료를 고아 먹는다.

붕어, 생강

붕어와 생강을 푹 고아 먹는다.

모과

차로 달여 장기간 수시 복용한다.

5 ... 동상

요즘은 기후의 온난화와 생활양상의 변화 등으로 동상 걸리는 사람이 많지 않지만 겨울철 산행이나 기타 이유로 동상의 위험이 여전히 존재한다.

동상은 주로 겨울철에 많이 생기는데 추운 곳에서 따뜻한 곳으로 장소를 옮길 때 손이나 발이 가렵거나 아프고 빨갛게 변한다. 이는 얼었던 세포 조직이 열기에 녹으면서 갑자기 혈류가 좋아지면서 나타나는 증상이다. 손발이 찬 사람일수록 동상이 심하고 심하면 조직이 괴사할 수 있으므로 주의해야 한다. 다음은 잦은 동상에 사용할 수 있는 오래된 민간요법이다.

재료와 활용법

◈ 가지대
많이 쓰였던 것인데 뿌리째 말려 두었다가 삶은 물로 환부를 담근다.

◈ 마늘대
두 번째로 많이 쓰이던 것이다. 마늘대를 삶아서 따뜻하게 해서 환부를 담그는

것이다.

◈ 콩
세 번째로 많이 쓰였다. 콩을 넣은 자루에 환부(발)를 넣고 잔다.

◈ 해삼
네 번째로 많이 쓰이던 방법이다. 해삼의 배를 갈라서 환부에 붙인다.

✧ 수세미, 돼지기름

수세미를 말려 가루로 만들어 돼지기름에 반죽을 해서 환부에 바른다.

✧ 오동나무

오동나무 달인 물에 환부를 담근다.

✧ 솔잎

솔잎을 삶은 따뜻한 물에 환부를 담그는 것이 좋다.

✧ 막걸리, 백반

위 재료를 적당히 섞어서 끓인 물에 환부를 담근다.

✧ 무

일부러 바람 들게 한 무를 갈아 따뜻하게 환부에 붙인다.

✧ 소금

소금을 끓인 물을 적당히 식혀서 환부를 담근다.

✧ 생강

생강을 찧어서 환부에 붙인다.

✧ 마늘

마늘을 찧어서 환부에 붙인다.

✧ 호박

늙은 호박씨는 빼버리고 삶아서 환부를 담근다.

✧ 감

덜 익은 감을 찧어서 환부에 붙인다.

✧ 국화

국화의 꽃과 잎을 삶은 물에 환부를 담근다.

✧ 고구마

고구마 삶은 물을 서늘하게 식혀서 발을 담근다.

✧ 곶감

곶감을 따뜻한 물에 담갔다가 흐물흐물해지면 환부에 붙인다.

✧ 담배

담배 잎을 삶아 그 물에 발을 담근다.

✧ 귤

귤 또는 귤껍질을 잘게 썰어 끓인 물에 환부를 담근다.

✧ 가지대, 마늘대

위 두 가지를 삶아 그 물에 환부를

담근다.

❖ 동백나무 열매
열매를 태워서 가루로 해서 동백기름에
반죽하여 환부에 붙인다.

❖ 귤껍질, 생강
귤껍질과 생강을 푹 달인물에 환부를
담근다.

❖ 두부
두부를 으깨어 환부에 붙이고 헝겊이나
비닐로 싸맨다.

❖ 감자
감자를 갈아서 데워가지고 환부에
대준다.

❖ 탱자나무 가지
위 재료를 삶은 물에 환부를 담근다.

❖ 닭
닭을 삶아서 국물을 따뜻하게 해서 환부
를 담근다.

❖ 당근, 들깨
위 재료를 갈아서 환부에 붙이고 고정시
킨다.

❖ 돼지비계
비계를 얇게 저며서 환부에 붙인다.

❖ 동치미 국물
동치미 국물을 좀 차게 해서 환부를 담
근다.

❖ 마늘
마늘을 찧어서 환부에 대고 고정해
준다.

❖ 버드나무 가지, 마늘 대
위 재료를 삶은 물에 환부를 담근다.

❖ 막걸리
막걸리를 차게 해서 환부를 담근다.

❖ 메밀가루, 참기름
메밀가루를 참기름에 반죽해서 환부에
붙인다.

❖ 메밀묵
메밀묵을 적당히 썰어서 환부에 붙인다.

❖ 침
소독한 침으로 환부를 자극해서 피를
뺀다.

❖ 봉선화
봉선화 전체(뿌리가지도)를 삶은
물에 환부를 담근다.

❖ 고추씨, 사철나무 잎
위 재료를 삶은 물에 환부를 담근다.

❖ 선인장
선인장을 싯찧어 즙을 추출해 환부에
바른다.

❖ 소금
소금을 약간 짤 정도로 물에 타서 녹여
환부를 담근다.

❖ 쇠고기
기름기가 없는 쇠고기를 적당히 저며서
환부에 붙인다.

❖ 찬물
물을 차게 해서 환부를 담근다.

❖ 오징어
오징어를 끓인 물에 환부를 담근다.

❖ 참외 꼭지
말린 참외 꼭지를 가루를 내어 촉촉하게
물로 반죽을 해서 환부에 마르고 고정시
킨다.

❖ 하눌타리
하눌타리 열매를 썰어 삶은 물에 환부를
담근다.

❖ 토란
토란을 삶아서 으깬 것을 환부에
붙인다.

TIP **민간요법에서 많이 이용하는 약재**
상황버섯 : 항암효과와 인체의 면역 기능을 활성, 강화시켜 면역력 증강에 큰 효능이 있습니다.

Chapter

7

외과계 질환

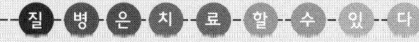

01... 종기, 부스럼

02... 생손앓이

03... 상처가 났을 때

04... 베었을 때

05... 못에 찔렸을 때

06... 뱀에 물렸을 때

07... 개에 물렸을 때

08... 벌에 쏘였을 때

09... 지네에 물렸을 때

10... 타박상

11... 멍이 들었을 때

12... 삐었을 때

13... 치질

14... 화상

근래 들어 종기나 부스럼으로 고생하는 분들이 거의 없는 편이다. 다만 여름에 벌레 물린 곳이 가려워 긁었다가 염증이 생기면서 종기가 나고 가끔 부스럼도 생길 수 있으니 기본적인 민간요법을 알아두면 유용할 것이다.

재료와 활용법

◈ 계란 노른자, 밀가루
위 두 가지를 혼합하여 반죽을 해서 환부에 붙인다.

◈ 굴
생굴을 환부에 붙인다.

◈ 도꼬마리 잎
도꼬마리 잎을 은박지에 싸서 열을 가하면 도꼬마리 잎이 녹아 생긴 물을 환부에 바른다.

◈ 민들레 뿌리
뿌리를 짓찧어 환부에 붙인다.

◈ 돼지기름
환부에 돼지기름을 바른다.

◈ 느릅나무
뿌리를 찧어서 환부에 붙인다.

◈ 밀가루, 소주
소주로 밀가루를 반죽해서 환부에 붙인다.

🔹 밀가루, 세탁비누

비누를 긁어 가루를 만들고 그것을 밀가
루와 반죽을 환부에 붙인다.

🔹 밀가루, 설탕

위 두 가지를 섞어서 반죽을 해서
환부에 붙인다.

🔹 밀가루, 소금

밀가루를 소금으로 반죽해서 환부에
붙인다.

🔹 밀가루, 복숭아씨

복숭아씨의 속, 겉껍질을 벗기고 찧어서
밀가루와 반죽해서 환부에 붙인다.

🔹 생선 쓸개

생선 쓸개를 모아 묵히면 고약처럼 되는
데 그것을 환부에 붙인다.

🔹 약쑥

약쑥으로 직접 종기에다 뜸을 뜬다.

🔹 토란

토란을 찧어서 환부에 붙인다.

🔹 비름나물

비름나물을 짓찧어 환부에 붙인다.

🔹 해삼

내장은 제거하고 환부에 붙인다.

🔹 사카린

사카린을 물에 개어 환부에 바른다.

🔹 검은콩

검은콩을 물에 불려 입으로 씹어
묻힌다.

🔹 팥, 설탕

날 팥을 찧어 설탕물로 반죽을 해서
붙인다.

🔹 찹쌀, 소금

찹쌀과 소금으로 밥을 지어 으깨어
환부에 붙인다.

🔹 오징어 뼈

뼈를 갈아 환부에 바른다.

🔹 송진

송진을 녹여서 환부에 바른다.

🔹 엿기름, 식초

엿기름 가루를 식초와 반죽해서
환부에 붙인다.

◆ **쇠비름, 산초기름**
쇠비름과 산초기름을 섞어 환부에
바른다.

◆ **꿀, 밀가루**
밀가루를 꿀로 반죽을 해서 환부에
붙인다.

◆ **미꾸라지, 밀가루**
미꾸라지를 갈아 밀가루와 반죽해서
종기 부위에 붙인다.

◆ **돼지기름**

돼지기름을 끓인 물에 거즈를 담갔다가
따뜻할 때 환부에 대준다.

◆ **미나리**
몸에 종기가 난 경우는 미나리 즙을
자주 마신다.

◆ **삼지구엽초**
음양곽이라고도 하는데 이 잎과 줄기를
고아서 엿처럼 되면 종기에 붙인다.

◆ **양파**
양파를 구워서 환부에 붙인다.

---

2 ... 생손앓이

생손도 전에 비하면 아주 없는 편이다. 또 발생이 되었다 하더라
도 외과에서 쉽게 치료가 된다. 하지만 손끝이라 통증이 심하고 자
칫 손톱을 뽑아야 할 수도 있으므로 다음의 요법들이 도움이 될 수
도 있다.

| 재료와 활용법 |

◈ 간장
간장을 끓여 따뜻할 때 손가락을
담근다.

◈ 마
짓찧어 환부에 붙이고 감아준다.

◈ 선인장(백년초)
백년초를 찧어 환부에 붙이고 감아준다.

◈ 김치
김치를 물에 빨아 환부를 감아준다.

◈ 황설탕, 세탁비누
혼합 반죽해서 환부에 붙인다.

◈ 계란 노른자
계란 노른자에 손가락을 담근다.

◈ 모과
모과를 삶아서 따뜻할 때 손가락을
담그거나 감싼다.

◈ 가지
가지 끝을 잘라내고 속을 판 다음
거기에 손가락을 끼워 둔다.

◈ 해삼
해삼을 반으로 갈라 환부에 붙이고
고정시킨다.

---

3 ... 상처가 났을 때

살다 보면 일상 속에서 이래저래 잦은 상처가 나기도 하는데, 다행히도 요즘은 약이 많으므로 간단히 처치도 되거니와 좀 심하면 병, 의원에 가면 잘 해결될 수 있다.

재료와 활용법

누에번데기, 참기름
번데기를 노랗게 볶아 가루를 낸 다음 참기름에 개어서 바른다.

질경이 뿌리
질경이 뿌리를 찧어 환부에 붙인다.

머루 잎
머루 잎을 찧어 붙인다.

지렁이
지렁이를 볶아서 가루로 한 것을 환부에 바른다.

난황유
계란 노른자로 기름을 짜서 환부에 바른다.

소나무 껍질
토종 소나무의 껍질을 가루로 해서 상처가 난 부위에 바른다.

잣나무 송진
환부에 바른다.

무
무를 잘라서 환부를 문지른다.

약쑥
약쑥을 찧어서 상처에 붙인다.

선인장
가시를 제거하고 찧어서 환부에 붙인다.

파
흰 부분을 찧어서 환부에 붙인다.

제비꽃
제비꽃을 찧어서 붙인다.

감자, 소금
감자를 삶아 으깨어 소금을 조금 넣고 거즈에 적당히 발라 환부에 붙인다. 특히 연장에 다쳤을 때 좋다고 한다.

4 ... 베었을 때

    주방 일을 하는 주부들이나 바깥일을 하는 남자들의 경우 가끔 날카로운 것에 손 등을 벨 때가 있다. 이때 벤 부위가 깊거나 크면 염증이 나서 심각해지기 전에 빨리 병원에 가서 치료를 받아야 한다. 여기서는 선인들이 사용하던 방법을 소개한다.

재료와 활용법

◈ 들기름
들기름을 상처에 바른다.

◈ 오징어 뼈, 꼴뚜기 뼈
뼈를 곱게 간 가루를 상처에 뿌리거나 바른다.

◈ 밀가루, 참기름
밀가루와 참기름을 혼합하여 상처에 바른다.

◈ 메밀가루
메밀가루로 국수를 해먹든지 환부에

바르든지 내 외로 사용한다.

◈ 가지
가지를 잘라서 상처에 문지르거나 잘게 다져서 환부에 붙인다.

◈ 감초
감초를 가루 내서 밥에 섞어 으깬 다음 상처에 붙인다.

◈ 명아주 나물
명아주 나물을 찧어 상처에 붙인다.

◈ 광솔 기름
상처에 바른다.

5 ... 못에 찔렸을 때

못에 찔리는 것은 다른 물체에 다치는 것보다 위험하다. 녹이 슨 못의 경우 파상풍에 걸릴 수 있기 때문이다. 일단 못에 찔렸으면 찔린 못을 함께 가지고 병원에 가는 것이 좋다. 다음은 응급 처치로만 생각해야 한다.

| 재료와 활용법 |

◈ **망치**
우선 망치로 환부를 두드려 피가 조금 나오게 한다.

◈ **떡갈잎**
떡갈잎을 찧어서 축축한 상태로 찔린 곳에 붙인다.

◈ **간수, 밀가루**
밀가루를 간수로 반죽을 해서 환부에 붙인다.

◈ **파**
파를 찧어 붙인다.

◈ **쑥**
쑥을 비벼서 환부에 붙인다.

◈ **메밀가루, 식초**
메밀가루를 식초로 반죽을 해서 상처에 붙인다.

◈ **새우젓**
새우젓을 으깨어 환부에 바른다.

6 ... 뱀에 물렸을 때

　뱀에 물렸으면 곧바로 병원을 가야 안전하다. 특히 독사에게 물렸을 경우에는 생명이 위험할 수 있다. 독사의 이빨에서는 '베넘'이라는 강한 독액이 나온다. 이것이 몸에 들어가면 단백 분해 효소, 혈압 강하 작용을 하는 유리 효소, 혈액 응고를 저지해 시간이 경과될수록 위험도가 높아지게 된다. 요새는 뱀에 물리는 일이 많지 않지만 조심은 해야 한다. 뱀에 물렸으면 우선 물린 곳을 입으로 빨아 피를 빼면 뱀독을 일정 정도 빼낼 수 있다. 또한 사람의 침타액에는 뱀독을 중화시키는 성분이 있어 입으로 빨아낸 뒤 뱉으면 아무 문제가 없다. 그런 다음 끈이나 헝겊 등으로 물린 곳의 위(심장 쪽) 부분을 묶어 피의 소통을 막은 다음 병원에 가는 시간, 거리 등을 참작해야 한다. 민간요법으로는 다음과 같은 것들이 있다.

재료와 활용법

❖ 거머리
거머리를 환부에 붙이거나 피를 빨게 해준다.

❖ 달팽이
달팽이를 짓찧어서 환부에 붙인다.

❖ 꽈리 잎
물린 곳을 자극해서 피를 약간 내고 꽈리 잎을 찧어 붙인다.

❖ 담배 잎, 마늘

두 가지를 삶은 물에 환부를 담근다.

❖ 돼지비계

돼지비계를 환부에 자주 갈아 대어준다.

❖ 메기

메기를 고아 먹으면 독이 약화 된다.

❖ 산초기름

산초기름을 바른다.

❖ 부추

부추를 찧어서 발라준다.

❖ 미나리

미나리를 찧어 붙인다.

❖ 민들레

민들레의 잎과 줄기(어느 부위고 문관)
를 찧어서 환부에 붙인다.

❖ 두꺼비

두꺼비를 찧어 붙인다. 마른 것이면 가
루로 해서 참기름과 혼합한 것을 환부에
쓴다.

❖ 호박꽃

호박꽃을 찧어 붙인다.

❖ 토란, 감자

토란과 감자를 절반씩 찧어 붙인다.

❖ 지렁이

지렁이를 으깨어 붙인다.

❖ 제비꿀풀

제비꿀풀을 찧어 붙인다.

❖ 뽕나무 잎

뽕나무 잎을 짓찧어 환부에 붙인다.

❖ 밤나무 잎

밤나무 잎을 달여서 마시기도 하고
환부를 담그기도 한다.

7 ... 개에 물렸을 때

광견병(공수병)이 유행할 때는 특히 조심해야 한다. 만일 이 무렵 개에 물렸을 경우 개의 병이 침투했는지 여부를 알려면 꼭 문 개를 데리고 가서 지료를 받아야 한다. 다행히 이 병은 잠복기가 길어서 서두를 필요는 없지만 담당의와 상담해서 결정을 지어야 한다. 다음은 응급 처치에 이용할 수 있는 민간요법들이다.

재료와 활용법

◈ 아주까리 잎
상처에 아주까리 잎을 찧어 붙인다.

◈ 해삼
해삼을 찧어서 환부에 붙인다.

◈ 은행, 팥
은행은 찧어서 상처에 바르고 팥은 가루를 내어 날로 먹는다.

8 ... 벌에 쏘였을 때

벌의 침에는 큰 맹독은 없지만 심하면 진료를 받는 것이 안전하다. 다음의 비상 요법들은 응급 처치로 사용해볼 수 있다.

❖ **꿀**

꿀을 쏘인 곳에 바르고 물에 타서 마시기도 한다.

❖ **토란잎**

토란잎을 찧어서 붙인다.

❖ **명아주 잎**

명아주 잎으로 환부를 문지른다.

❖ **비름나물**

비름나물을 찧어서 환부에 붙인다.

❖ **대마 잎**

대마 잎을 씹어서 환부에 붙인다.

❖ **식초**

식초를 환부에 바른다.

❖ **파**

파 즙을 내어 환부에 바른다.

❖ **쏜 벌**

쏜 벌과 같은 종류의 벌을 잡아 배를 터트려 환부에 바른다. (비교적 많은 사람들이 효과를 보았다고 함)

9 ... 지네에 물렸을 때

지네는 독이 있는 벌레인 만큼 물리면 상처 부위가 부어오르고 가려우면서 발열감이 시작된다. 이 경우도 병원에서 진료를 받는 것이 안전하지만 다음의 비상 요법들을 응급 처치로 사용해볼 수 있다.

| 재료와 활용법 |

◆ 닭의 간
닭의 간을 환부에 바른다.

◆ 밤
날밤을 씹어서 환부에 붙인다.

◆ 거미
거미를 으깨어 환부에 바른다.

◆ 닭
닭을 고아 자주 먹는다.

10 ... 타박상

다른 질환과 달리 시대가 흘러도 타박상 환자는 줄어들지 않는다. 타박상의 양상과 정도는 타박을 받은 부위와 상태 등에 따라 다르겠지만, 그냥 방치해서 오래 두면 통증도 깊어지고 좋지 않다. 여기서는 다양한 타박상에 통틀어 해당되는 민간요법들을 골라서 소개하겠다.

| 재료와 활용법 |

◆ 밀가루, 치자가루, 달걀
혼합 반죽을 해서 환부에 붙인다.

◆ 전나무 잎

전나무 잎을 달여서 차로 마신다.

◆ 감
감을 찧어서 붙인다.

◆ 지네, 밀가루, 소주

위 재료를 소주로 반죽해서 환부에
붙인다.

◈ 자귀나무, 뽕나무, 목화씨
나무는 잘게 썰고 목화씨는 깨뜨려서 삶
은 물로 식혜를 만들어 먹는다.

◈ 무
무를 긁어서 환부에 붙인다.
(여름에는 차게, 겨울에는 따뜻하게)

◈ 애기똥풀
애기똥풀을 찧어서 환부에 붙인다.

◈ 배
배를 얇게 썰어 환부에 붙인다.

◈ 고추
빨간 고추를 삶아 마신다.

◈ 감자
감자를 갈아서 붙인다.

◈ 진달래 뿌리
진달래 뿌리를 달여서 하루 3~4회
마신다.

◈ 호박, 꿀, 소주
호박 속에 꿀과 소주를 넣고 중탕해서
먹는다.

◈ 대추
대추를 태워서 가루로 만들어 상처에 바
르는데 잘 붙지 않으면 찹쌀 죽을 혼합
해서 붙인다.

◈ 오이
찧어서 환부에 붙인다.

◈ 돌나물(돗나물)
돌나물을 찧어 붙인다.

◈ 질경이
질경이를 찧어서 즙을 마신다.

◈ 호박
호박을 푹 삶아 연한 곳을 골라
환부에 붙인다.

◈ 초롱꽃 잎
초롱꽃 잎을 즙내서 환부에 바른다.

◈ 제비꽃 뿌리
제비꽃 뿌리를 찧어 환부에 붙인다.

11 ... 멍이 들었을 때

멍이 든다는 것은 외부의 충격으로 피하의 혈관이 터져 혈액이 고이는 것을 말한다. 대부분은 일반적인 타박상으로 생기지만 때때로 멍이 잘 안 풀릴 수 있나. 또한 크게 부딪지지 않았는데도 멍이 잘 들 때는 다른 원인일 수도 있는 만큼 검사를 꼭 받아야 한다. 다음은 일반적으로 멍 풀기에 쓰이는 방법들이다.

재료와 활용법

◈ 부추
즙을 내어 마신다.

◈ 밥, 소금
밥과 소금의 양을 비슷하게 섞어 찧어서 환부에 붙인다.

◈ 무
썰어서 환부에 붙이고 고정시킨다.

◈ 생지황
생즙을 마신다.

◈ 선인장
가시를 제거하고 찧어서 환부에 붙인다.

◈ 너삼뿌리
껍질을 찧어 즙을 내서 마신다.

◈ 흙
흙(황토 찰흙)을 떡처럼 반죽해서 환부에 붙인다.

◈ 치자, 생지황
치자를 곱게 가루 내어 생지황과 섞어 짓찧어 환부에 붙인다.

12 ... 삐었을 때

관절이 삐면 여러모로 생활이 불편해진다. 이럴 때 처음에 찬찜질을 하다가 2~3일이 지나면 따뜻하게 하는 것이 순서이다. 물론 경우에 따라서는 예외도 있을 수 있다. 이때 관절의 어혈을 풀어주고 회복을 도와주는 민간요법들이 있다.

| 재료와 활용법 |

◆ **감자**
감자를 갈아서 환부에 바르거나 붙인다.

◆ **무**
무를 갈아서 붙인다.

◆ **미나리 뿌리**
미나리 뿌리를 찧어 환부에 붙인다.

◆ **생지황, 버드나무 가지**
생지황과 버드나무 가지를 같은 비율로 절구에 찧어 헝겊이나 비닐에 펼쳐서 환부에 붙인다.

◆ **계란, 밀가루**
계란 노른자 2개, 밀가루 2스푼을 혼합해서 환부에 붙이고 고정시킨다.

◆ **수양버들 가지**
수양버들 가지를 적당히 잘라 냄비에 물을 가득 넣고 끓여 우러난 물을 약간 식혀서 발목을 담그면 된다. 물이 식으면 조금 데워서 다시 한다.(발목 삐었을 때 유효)

◆ **계란, 노른자, 치자, 밀가루**
반죽해서 환부에 붙인다.

◈ 수양버들

수양버들 잎이나 가지에서 즙을 짜서 환부에 바르거나 늙은 수양버들에 벌레가 생겨 톱밥 같은 것이 나와 있을 때 이걸 모아 소주와 반죽을 해서 삔 부위를 싸맨다.

◈ 모시뿌리

찧어 붙인다.

◈ 쌀겨, 소주

쌀겨와 소주를 섞어 삔 데에 붙인다.

◈ 치자, 밀가루, 소주

제일 흔히 쓰는 방법인 것 같다. 치자를 곱게 가루 내어 밀가루와 섞어 소주로 반죽해서 환부에 붙인다. (치자는 곱게 찧어야 피부 상처를 예방한다.)

◈ 파뿌리, 밀가루

파뿌리를 찧어 밀가루와 반죽해 환부에 붙인다.

◈ 호박, 감자

호박 속과 감자를 곱게 갈아 환부에 붙인다.

◈ 소루쟁이 뿌리

소루쟁이 뿌리를 찧어서 환부에 붙인다.

◈ 파뿌리

파뿌리를 찧어 붙인다.

◈ 파뿌리, 밀가루

파뿌리를 찧어 밀가루로 반죽해서 환부에 붙인다.

◈ 선인장, 생지황

선인장은 가시를 완전히 제거하고 생지황과 같이 찧어서 삔 부위에 붙인다.

◈ 쑥

찧어 삔 부위에 붙인다.

◈ 오동잎, 소주

오동잎을 짓찧어 환부에 붙이는데 건조해지면 소주로 적셔 또 붙인다.

◈ 생지황, 치자, 소주

생지황과 치자를 소주로 반죽을 해서 환부에 붙여 고정시키고 건조되면 소주를 더 첨가해서 다시 붙인다.

13 ... 치질

치질은 치핵, 열항, 치열, 치루 등 그 종류가 여러 가지이다. 치핵에는 내치핵, 외치핵이 있는데 정맥에 혈액이 뭉쳐 있는 상태로서, 자칫 변을 볼 때 출혈이 잦아지기도 한다. 치질을 예방하려면 변비를 치료하고 항문 주변을 따뜻하고 청결하게 하는 것이 중요하다. 따뜻한 물로 좌욕을 하거나 요새 들어 많이 하는 핫팩을 자주 하는 것도 좋은 방법이지만 빨리 수술을 하는 것이 바람직하다.

| 재료와 활용법 |

◈ **난황유**
달걀의 노른자만으로 기름 낸 난황유를 환부에 자주 바른다.

◈ **닭, 복숭아나무 가지**
복숭아나무의 가지를 잘게 썰어서 닭 뱃속에 넣고 꼭 묶은 다음 삶아서 고기와 국물을 먹는다.

◈ **돼지비계**
돼지비계를 삶지 않은 채 적당히 썰어서 환부에 붙인다.

◈ **간수**
간수를 환부에 바른다.

◈ **달걀, 지네**
달걀 1개에 지네 3마리를 분말로 반죽을 해서 환부에 붙인다.

◈ **꽈리나무**
나무를 뿌리까지 진하게 삶은 물을 자주 바른다.

개가죽나무 껍질

위 재료를 가루로 만들어 꿀로 반죽해서 환을 지어 하루 3번씩 먹는다.

곶감

곶감을 태워 가루로 해서 조석으로 먹는다.

느티나무 잎

느티나무 잎을 달인 물로 환부를 자주 씻고, 그것을 더 진하게 달여 고약처럼 만들어 붙인다.

나팔꽃 씨, 돼지고기

나팔꽃 씨를 가루로 만들어 소금을 넣고 삶은 돼지고기를 찍어 먹는다.

무화과나무

무화과나무 가지 꺾은 하얀 진을 환부에 바른다.

무화과나무 잎

잎을 생즙 내서 마신다.

박, 참기름

박을 태워 가루를 만들어 참기름으로 반죽을 해서 붙인다.

돌, 벽돌

돌이나 빨간 벽돌을 구워서 수건을 깔고 환부를 덮힌다.(핫팩 역할)

사철나무 잎

치질로 출혈이 있을 때 사철나무 잎을 달여 마신다.

벽오동나무

벽오동나무의 뿌리(없을 때에는 가지)를 삶아서 그 물로 환부를 자주 씻는다.

쇠고기

쇠고기를 넓적하게 썰어 환부에 붙인다.

약쑥

약쑥을 달여서 찜질한다.

선인장, 소금

선인장 가시는 완전히 제거하고 소금을 넣고 찧어서 환부에 붙인다.

소금물

진한 소금물로 자주 환부를 씻는다.

애기똥풀 뿌리

애기똥풀 뿌리를 삶은 물로 자주 씻고 바른다.

◆ **쇠비름**
쇠비름나물을 많이 먹거나 달여서
마시기도 하며 씻기도 한다.

◆ **전어**
전어를 회로 많이 먹는다.

◆ **해삼**
해삼 삶은 물을 마시기도 하고
환부를 씻기도 한다.

◆ **측백나무 잎**
측백나무 잎을 찧어 생즙을 내서

조석으로 소량씩 마신다.

◆ **잣나무 송진**
잣나무 송진을 녹여 환부에 바른다.

◆ **백반, 소금**
백관과 소금을 섞어서 볕에 내 놓으면
녹아서 물이 생긴다. 그것을 환부에 바
른다.

◆ **들기름**
항문 주위가 짓무른 데에 바른다.

---

14 ... 화상

집에서 불을 가까이 하는 주부들도 화상을 조심해야 하지만 어린
아이들도 부주의 때문에 화상을 입는 경우가 적지 않다.

화상은 무엇보다도 통증이 심하고 나아가 큰 흉터가 남을 수 있
다. 화상은 가장 먼저 화기火氣를 빼는 것이 중요하다. 그래서 찬물
이나 알코올로 소독을 한 뒤 오이즙을 바르는 방법이 보편적으로
사용된다.

| 재료와 활용법 |

◈ 소주
소주나 알코올에 화상 부위를 집어넣거나 거즈나 솜 따위에 흠뻑 묻혀서 닦든가 해서 먼저 화독을 없애 주는 게 좋다.

◈ 감자
생감자를 잘 씻어 껍질 째 갈아붙인다.

◈ 계란
계란 흰자만 솜에 찍어 환부에 바르거나 문질러 준다. 또는 계란의 노른자를 태우면 기름이 나온다. 난황유라고 하는 것인데 이것을 상처에 바른다.

◈ 녹두
녹두를 갈아 먹으면 화기가 잘 빠진다.

◈ 배
배를 수저로 긁어서 바른다.

◈ 물
찬 물에 환부를 담가 화독을 완화시키는데 20~30분 담근다.

◈ 메밀
메밀을 볶아 가루로 해서 물로 반죽을 하여 붙인다.

◈ 토종 소나무껍질, 참기름
소나무껍질을 태워서 가루 내어 참기름에 반죽해서 환부에 바른다.

◈ 곶감, 참기름
곶감을 석쇠에 태우면 처음에는 수분이 나오나나 나중에는 싸맣게 탄다.
이것을 짓찧어 참기름과 혼합해서 환부에 붙인다.

◈ 벌통 밀, 들기름
프라이팬을 달군 다음 들기름을 넣어 잘 데운 다음 벌통 밀을 넣으면 녹는다.
그것을 자주 환부에 바른다.

◈ 가지
가지를 잘라 환부에 고정시킨다.

◈ 거북이 등뼈, 참기름
물이나 소주 등으로 화기를 빼고 거북이 등뼈를 볶아 가루 내어 참기름에 반죽하여 바른다.

◈ 계란, 김
계란 노른자를 환부에 바르고 그 위에 김으로 덮어 준다.

✦ 고구마
고구마를 생으로 찧어 붙인다.

✦ 국화 잎
국화잎을 잘 씻어 붙인다.

✦ 꿀
꿀을 환부에 바른다.

✦ 느릅나무
느릅나무의 생즙이나 뿌리를 짓찧어
물을 타서 짜낸 즙을 바른다.

✦ 누에고치, 참기름
누에고치를 태워 가루 내어 참기름으로
반죽을 해서 환부에 붙인다.

✦ 오이
늙은 오이, 즉 노랗게 익은 오이의
즙을 바른다.

✦ 호박
늙은 호박을 수저로 긁어서 환부에
붙이고 고정 시킨다. 그리고 자주 갈아
붙인다.

✦ 돼지비계
돼지비계를 저며서 환부에 붙인다.

✦ 동백기름
동백기름을 환부에 바른다.

✦ 들기름
화기를 빼고 들기름을 자주 바른다.

✦ 명주천, 참기름
명주의 천을 태워서 가루 내어 참기름으
로 반죽을 해서 환부에 붙인다.

✦ 물이끼
파란 물이끼를 젖은 채 붙이고 마르면
소주나 알코올로 적시어 다시 붙인다.

✦ 밀가루
밀가루를 끓여서 질척한 상태로 붙인다.

✦ 배추, 소금
배추를 찧어서 고운 소금을 소량 섞어
붙인다.

✦ 선인장
선인장의 가시를 완전히 제거하고
짓찧어 붙인다.

✦ 보리
보리를 삶아 찧어 붙인다.

◈ 쌀밥
쌀밥을 풀처럼 묽게 해서 환부에
바른다.

◈ 해바라기씨 기름
해바리기씨 기름을 자주 발라준다.

◈ 소루쟁이
소루쟁이 잎을 찧어 바른다.

◈ 솔잎
솔잎을 즙을 내어 바른다.

◈ 송구치 잎
원래 송구치 잎은 넙죽하다. 그것을 손
바닥에 놓고 몇 번 두들겨 부드럽게 되
면 그것을 붙인다.

◈ 쇠비름
쇠비름을 즙내서 바른다.

◈ 소주, 양잿물
소주와 약하게 희석한 양잿물을 섞어서
환부를 담근다.

◈ 양파
양파를 즙내어 자주 바른다.

◈ 오이
오이 생즙을 자주 바른다.

◈ 무
무를 넓적하게 잘라 붙인다.

◈ 우엉
우엉을 부드럽게 갈아서 붙인다.

◈ 은행잎
마른 은행잎을 가루 내어 보통
연고나 참기름에 반죽해서 붙인다.

◈ 제비쑥
제비쑥을 찧어 붙인다.

◈ 질경이
질경이 잎이나 뿌리를 찧어 붙인다.

◈ 측백나무 잎, 씨
특히 끓는 물에 데었을 때,
측백나무의 잎이나 씨를 찧어 붙인다.

◈ 굴 껍질
굴 껍질을 잘 씻어서 대충 빻아팔팔 끓
인다. 그 물을 차게 해서 환부에 대주면
화독이 제법 빨리 빠진다.

Chapter

8

이비인후과 계통 질환

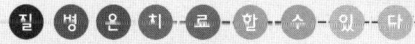

01... 중이염

02... 귓속에 벌레가 들어갔을 때

03... 귀울림

04... 코골이

05... 축농증

06... 코피가 날 때

07... 코가 막혔을 때

08... 입병

09... 혓바늘

10... 구취

11... 목이 아플 때

12... 목이 쉬었을 때

13... 편도염

14... 목에 가시가 박혔을 때

1 ... 중이염

　귀에 생기는 염증으로는 중이염과 외이염이 있는데 중이염은 어른보다는 아이에게 자주 생기고 특히 여름철처럼 물놀이가 잦거나 귀를 자주 후비는 행위 등으로도 발생한다. 귀에 생기는 염증은 통증이 심할뿐더러 오래 낫지 않을 때가 있다. 이비인후과에서 치료를 받아야 하지만 만성적일 경우 다음의 민간요법을 사용해 왔다.

재료와 활용법

누에고치, 백반
위 재료를 구워 가루로 해서 솜에 찍어서 귓속에 넣는다.

달걀 껍질
부화된 달걀의 껍질을 볶은 가루를 귓속에 넣는다.

대추씨
대추씨를 태워서 가루를 만들어 빨대로 귓속에 불어 넣는다.

두렁허리
논두렁에 사는 두렁허리의 피를 한 방울 귓속에 떨어뜨린다.(잘 낫지 않는 중이염에 사용한다)

미꾸라지
미꾸라지를 태워 가루 내어서 귓속에 넣는다.

✦ 닭, 선인장

닭 뱃속에 선인장을 넣어 삶은 국물을 마신다.

✦ 오소리 기름

오소리 기름을 솜에 묻혀 귓속에 넣는다.

✦ 호두 기름

호두 기름을 솜에 묻혀 하루 1~2번 귓속에 끼운다.

✦ 백반, 참기름

백반을 프라이팬에 넣고 끓이면 굳는다. 그것을 가루로 해서 참기름에 개어 귓속에 넣는다.

✦ 살구씨 기름

살구씨를 볶아 기름을 짜서 귓속에 1~2방울 씩 넣는다.

✦ 계란 노른자

계란 노른자를 볶으면 나오는 기름(난황유)을 한두 방울 귓속에 떨어뜨린다.

✦ 놀래기

놀래기(바닷고기) 기름을 귓속에 넣는다.

✦ 뱀장어 쓸개

뱀장어 쓸개를 솜에 묻혀 귓속에 넣는다.

✦ 홍합

귀가 아플 때 홍합 끓일 때 나는 김을 쏘인다.

✦ 지렁이, 참기름

조그만 병에 지렁이를 넣고 참기름을 넣어 밀봉해두면 참기름이 잉크 색 비슷하게 된다. 그것을 솜 끝으로 하루 2~3회 귓속에 넣는다.

✦ 동태 간

달군 프라이팬에 동태 간을 넣고 기름만 찍어내어 귓속에 몇 차례 넣어 닦아주면 효과가 있다.

2 ... 귓속에 벌레가 들어갔을 때

여름철에 캠핑을 하다가 귓속에 벌레가 들어가는 경우가 있다. 이때 함부로 안을 후비거나 하면 벌레가 더 깊이 들어갈 수 있다. 다음의 민간요법들은 응급처치 시 요긴하다.

재료와 활용법

들기름
들기름을 따뜻하게 해서 귓속에 넣어준다.

손전등
주위를 어둡게 해놓고 손전등으로 귀에 대어 밝게 하면 살아 있는 벌레라면 기어 나온다.

3 ... 귀울림

흔히 이명이라고 부르는 귀울림은 그 원인이 다양하다. 귀 안의 고막이나 달팽이관의 문제일 수도 있고 때로는 정신적 스트레스로 인해 심한 귀울림이 생기기도 한다. 따라서 무엇이 원인인지 병원에서 진찰을 받아야 한다. 오래전부터 이명에 쓰였던 민간요법들이다.

측백나무 열매와 오미자를 달여서 오래 장복한다.

◆ **잣, 오미자**

한 번에 잣 50~60개를 오미자차로 먹는데 하루 3번 식후가 좋다.

◆ **소엽, 방풍**

두 가지가 한약재로 민간요법에 잘 이용된다. 이 두 가지를 같은 양으로 달여서 조석으로 식후에 복용한다.

◆ **측백나무 열매, 오미자**

4 ... 코골이

코골이는 콧구멍에서 시작되는 숨의 통로 좁은 부위에서 떨림이 생기면서 발생하는 소리를 의미하며, 목젖이 늘어지거나 턱관절의 이상 등으로 나타나는데, 한의학에서는 이런 구조적인 이상 외에도 목주변, 코에서 목으로 연결되는 부분의 기능적 이상 또는 순환장애에 의해서 코골이가 일어날 수 있다고 바라본다.

이렇게 코를 골게 되면 얕은 각성상태로 깨었다가 다시 잠이 드는 현상을 반복하는 수면장애를 겪게 되며 곁에 있는 사람에게까지 피해를 주게 되므로 반드시 전문적인 치료가 필요하다. 여기서는 잘 알려진 민간요법 하나만 소개해본다.

| 재료와 활용법 |

◈ **두꺼비**

좀 잔인한 일이지만 산 두꺼비를 두꺼비 크기에 비슷한 캔(깡통)에 넣고 겉은 찰흙으로 1cm 정도의 두께로 바른 후 약한 불에 굽는다. 오랜 시간 구워서 꺼내면 두꺼비는 거의 숯같이 되어 있다. 그것을 가루 내어 1~2찻 술씩 조석으로 먹으면 코를 골지 않는다.

---

5 ... 축농증

축농증은 비염의 일종으로 잦은 감기와 건조한 환경, 알레르기 등이 주요 원인으로 알려져 있다. 또한 콧속 뼈의 기형 등도 원인이 될 수 있다. 한의학적으로는 호흡기에 열이 많고 면역이 부족할 때 감기나 알레르기에 저항하는 힘이 부족해지면서 발생한다고 본다.

축농증이 생기면 항상 코가 답답하고 호흡이 힘들어지는데 그렇다고 해서 자주 코를 풀게 되면 중이염이나 다른 질환으로 발전할 수 있으므로 반드시 만성이 되기 전에 치료하는 것이 중요하다.

| 재료와 활용법 |

◈ 개 쓸개
개 쓸개를 콧속에 바르는데 하루 3~4번 바른다. 비후성 비염에 좋다.

◈ 목련
목련 꽃봉오리(신이라고 하는 한약)를 진하게 달여서 솜에 묻혀 코에도 넣고 또 마셔도 좋다.

◈ 포도
잘 익은 포도를 으깨어 솜으로 찍어 코에 넣는다.

◈ 거머리
거머리를 건조시켜 분말로 해서 취침 전에 콧속에 붙어 넣는다.

◈ 계란 노른자 기름(난황유)
역시 난황유는 많이 쓰인다. 축농증일 때 콧속에 자주 넣어주면 듣는다.

◈ 도꼬마리
도꼬마리를 달여서 마시거나 가루 내어 먹거나 한다.

◈ 마늘
마늘을 찧어 양쪽 발바닥에 붙이고 비닐로 싼 다음 양말을 신고 잔다.

◈ 동백꽃
동백꽃을 가루 내어 먹는다.

◈ 무
무즙을 하루 3번 씩 콧속에 넣는다.

◈ 밤
밤 삶은 물을 마신다.

◈ 복숭아 잎, 쑥, 구기자
위 재료로 술을 담그거나 차로 달여 마신다.

◈ 살구씨 기름
전에는 살구씨 기름을 기침 약으로 썼다. 지금은 직접 살구씨를 구우면서 기름을 짜서 쓰는데 그 기름을 하루 4~5차례 솜에 묻혀 콧속을 닦아준다.

◈ 쌀겨 기름
쌀겨 기름을 조석으로 콧속에 찍어 바른다.

◈ 소금

소금물을 코로 들여 마셨다가 입으로 뱉는 것을 몇 번 반복하는데 조석으로 하면 더욱 좋다.

◈ 연뿌리

연뿌리 즙을 하루 3차례씩 콧속에 넣는다.

◈ 참외 꼭지

참외 꼭지를 가루로 해서 조석으로 콧속에 불어 넣는다.

◈ 가재

민물 가재를 진하게 달인 물로 하루 3~4번 솜에 묻혀 콧속을 닦아준다.

◈ 대추, 감초

대추와 감초를 같은 분량으로 달여 마신다.

---

6 ... 코피가 날 때

코피가 날 때 흔히 뒷목을 치고 머리를 뒤로 제치거나 눕히는데 이것은 썩 좋은 방법이 아니다. 만일 다쳐서 나오는 코피라면 정확한 진찰을 받아야 하되 보통 터지는 코피는 어려움 없이 잘 멎게 된다. 제일 효과적인 것은 코피가 나오는 콧구멍 쪽을 엄지손가락으로 꽉 압박하는 것이다.

또한 콧속 모세 혈관에 염증이 생겼거나 약할 경우 자주 출혈이 생기는데, 이때는 이비인후과에 가면 간단하게 치료해 줄 것이다. 민간요법으로는 다음과 같은 것들이 있다.

| 재료와 활용법 |

◆ 띠뿌리
즙을 내어 마시거나 달여서 마시거나
한다.

◆ 마늘
마늘을 짓찧어 코피가 나는 반대쪽
발바닥에 붙인다.

◆ 무
무를 즙내서 마시고 또 솜에 묻혀
콧속에 꽉 끼워준다.

◆ 연뿌리
연근을 즙내어 마시기도 하고 삶아서도
마신다.

◆ 측백나무 잎
측백나무 잎을 달여서 마신다.

◆ 뚝갈
뚝갈의 잎, 줄기, 꽃 어느 것이나 달여서
마신다.

◆ 맨드라미 꽃
맨드라미꽃으로 술을 담가서 먹거나,
달여서 마시거나 한다.

◆ 목단뿌리
목단뿌리를 달여서 마신다.

◆ 벼뿌리
벼뿌리를 달여 마신다.

◆ 부추뿌리
부추뿌리를 생즙으로 마시거나
삶아서 마신다.

◆ 생지황
생지황의 즙을 마신다.

◆ 쑥
마른 쑥을 곱게 비벼서 적당한 크기로
동그랗게 해서 콧속을 막는다.

◆ 사철나무
사철나무 가지나 잎을 달여 마신다.

◆ 엉경퀴뿌리
엉경퀴뿌리의 즙을 마신다.

7 ... 코가 막혔을 때

일반적인 비염이 아니라도 종종 감기를 앓을 때 심한 코막힘으로 불편을 겪을 때가 있다. 다음은 그럴 때 불편감을 덜기 위해 사용할 수 있는 간단한 민간요법 등이다.

| 재료와 활용법 |

◆ **양파**
양파를 갈아서 수분을 면봉에 묻혀 콧속을 적셔주면 좋다.

◆ **쑥**
말린 쑥을 곱게 비벼서 콧구멍에 잠깐 넣어준다.

◆ **대추, 감초**
대추, 감초를 같은 양으로 달여 마신다.

8 ... 입병

입병은 큰 병은 아니지만 은근히 신경이 쓰이고 식사 시 어려움을 겪게 만드는 불편한 질환이다. 자칫 입안에 상처가 나서 곪으면서 생기는 경우도 있고, 축적된 피로로 인해 입안이 허는 증상도 있다. 다음은 그럴 때 불편감을 덜기 위해 사용할 수 있는 간단한 민간요법이다. 내장 질환이 입으로 드러나는 경우도 있다.

| 재료와 활용법 |

◈ 가지 꼭지
가지 꼭지를 태워 가루 내어 꿀에 반죽해서 바른다.

◈ 오배자
오배자 달인 물을 입안에 바르거나 물을 머금고 있다가 뱉거나 한다.

◈ 연근
연근 달인 물을 입 안에 바르거나 물을 머금고 있다가 뱉거나 한다.

◈ 다시마
다시마를 기름기 없이 프라이팬에 구워 가루로 만들어 입안에 뿌린다.

◈ 백반, 황련
위 두 가지를 태워 가루 내어 반반 씩 섞어 환부에 뿌린다.

◈ 부들 꽃
부들 꽃을 가루 내어 입안에 뿌린다.

◈ 꿀
꿀을 입안에 머금고 있는다.

◈ 결명자
결명자를 진하게 달여 입에 물고 5~10분 있다 뱉거나 삼키거나 한다.

◈ 쇠간
쇠간을 잘 익혀서 많이 먹는다.

9 ... 혓바늘

혓바늘은 말 그대로 혀의 미뢰가 바늘처럼 부어오르거나 돌출되면서 통증을 불러일으키는 증상으로서, 역시 식사 시 어려움을 겪게 만들고 이래저래 적지 않은 불편감을 준다. 불편감을 더는 데 사용할 수 있는 간단한 민간요법을 소개한다.

| 재료와 활용법 |

팥

붉은 팥을 진하게 달여 자주 마신다.

애기똥풀

즙을 내던가 진하게 달여 입에 물고 있다가 뱉는다.

오미자

오미자로 차를 끓여 자주 입에 머금거나 마시기도 한다.

꿀

꿀을 혀에 바르고 머금고 있다.

개기름

개기름을 혀에 자주 바른다.

---

10 ... 구취

언뜻 입 냄새는 치아 문제로만 보지만 내과적, 이비인후과적 문제일 수도 있다. 한 예로 장이 안 좋은 사람의 경우 음식물의 소화가 더디고 장 안에 노화를 촉진하는 부패 물질이 쌓여 그 냄새가 식도를 타고 역류하기도 한다. 또한 축농증이나 비염을 앓는 경우도 입 냄새가 심해질 수 있다. 따라서 입 냄새의 원인이 어디 있는지를 반드시 주의 깊게 살펴서 올바른 처치를 시도해야 한다. 다음은 일반적으로 쓰이는 입 냄새 제거를 위한 민간요법이다.

| 재료와 활용법 |

◆ 김 또는 미역
김을 자주 구워 먹거나 미역국을 조금씩 자주 끓여 먹는다.

◆ 국화꽃
국화꽃을 차 같이 달여 마신다.

◆ 참외 씨
참외 씨를 가루 내어 꿀로 반죽을 해서 땅콩만 하게 환을 만들어 양치 한 다음 혹은 식후에 한 알씩 물고 녹여 삼킨다.

◆ 익지인
껍질을 벗기고 가루 내어 따뜻한 물에 타서 먹는다.

◆ 궁궁이(천궁), 구릿대(백지)
같은 양을 분말로 하여 꿀로 반죽해서 녹두 크기가 되게 환약으로 만들어 30~40개씩을 매 식후에 먹는다.

◆ 족두리 풀(세신)
족두리 풀을 진하게 달여 따뜻할 때 물 었다가 뱉는다. 이것은 구취에도 치통에 도 도움이 될 수 있다.

◆ 나팔꽃 씨
나팔꽃 씨를 곱게 갈아서 이를 닦는다.

TIP 민간요법에서 많이 이용하는 약재
숙지황 : 신수를 자양하며, 보혈하고 수염을 검게 하며 정수를 보익하는데 큰 효능이 있습니다.

11 ... 목이 아플 때

감기에 걸리거나 또는 좋지 않은 공기를 오래 마셨을 때, 혹사한 목에서 열이 나거나 가래가 나올 때가 있다. 이럴 때는 목을 다스려 주고 노폐물 배출을 도와주는 민간요법이 도움이 된다. 목의 통증을 너무 오래 방치하면 자칫 더 심한 병으로 발전할 수 있으니 조기에 치료하도록 한다.

| 재료와 활용법 |

◆ 무, 물엿
무를 썰어 물엿에 버무려 2~3일 두면 물이 생긴다. 그 물을 하루 3번 마신다.

◆ 도라지
도라지를 진하게 달여 마신다.(도라지는 껍질 쪽에 유효 성분이 많으므로 가능하면 껍질째 사용하는 것이 좋다.)

◆ 소금
따뜻한 소금물로 양치질을 자주 한다.

◆ 생강, 사과, 박하사탕
재료를 적당히 섞어서 끓여 마신다.

◆ 우엉씨
우엉씨를 달여서 자주 양치한다.

◆ 개기름
따뜻한 개기름으로 목을 닦는다.

◆ 꽈리
잘 익은 꽈리를 2~3개씩 하루 3번 먹는다.

12 ... 목이 쉬었을 때

갑자기 소리를 지르거나 노래를 많이 했거나 연속해서 강연을 하다 보면 목이 쉬는 경우가 있다. 내버려두면 대개 자연스레 낫지만 다음의 민간요법들을 사용하면 불편감을 줄일 수 있다.

재료와 활용법

❖ 매실, 꿀
매실(분말을 재워 놓았던 것, 말린 것, 어느 것이나 무방)과 꿀을 좀 달게 타서 하루 3번씩 마신다.

❖ 무, 생강
무와 생강을 즙을 내서 마신다.

❖ 식초, 계란
흔히 식초와 계란 날것을 혼합해서 먹기도 하고 식초에 계란을 담가 껍질이 말랑말랑 해지면 식후 1개씩 먹기도 한다.

❖ 오미자
차를 진하게 끓여 자주 마신다.

TIP 민간요법에서 많이 이용하는 약재
영지버섯 : 콜레스테롤 조절, 간장보호, 중추신경계, 호흡기관, 기관천식에 효능이 있습니다.

13 ... 편도염

　편도염은 편도선에 염증이 생기면서 나타나는 증상으로 열을 동반하고 심하면 침을 삼킬 수 없을 정도로 목구멍이 붓게 된다. 병원에서 진료와 치료를 받는 것을 권하지만 보조적으로 사용할 수 있는 몇몇 민간요법들을 권해본다.

| 재료와 활용법 |

◈ 가지 꼭지
가지 꼭지를 태워 가루를 만들어 목에 불어 넣는다.

◈ 꽈리
꽈리를 달여 따뜻하게 하루 3번 마신다.

◈ 메뚜기, 소금
메뚜기를 볶아 가루를 내서 소금물에 타 먹는다.

◈ 도라지
생도라지는 생즙을, 오래 묵은 도라지는 달여 하루 3번 식후에 마신다.

◈ 백반(고백반)
백반을 프라이팬 같은 데 넣고 끓이면 거품이 확 올랐다가 식으면 가루로 만들기 쉽다. 그것을 고백반이라고 하는데 그 가루를 목에 불어 넣거나 참기름에 반죽해 목에 넣어 물고 있다가 뱉는다.

◈ 꿀
꿀을 입에서 살살 녹이면서 삼킨다.

◈ 쇠비름
쇠비름 볶은 가루를 목에 불어 넣는다.

◈ 새우젓
새우젓을 꼭 짜서 타지 않도록 볶아

가루를 내어 목에 불어 넣는다.

◈ 솔잎
솔잎을 몇 개 묶어 편도염이 난 쪽의 콧속을 찔러 코피를 조금 나게 한다.

◈ 석류 껍질, 모과, 밤
위 재료를 달여 먹는다.

◈ 인동덩굴
인동덩굴을 삶아 그 물로 양치질을 자주 한다.

◈ 표고버섯
표고버섯을 진하게 달여 마신다.

◈ 오이
오이를 조금씩 자주 먹는다.

◈ 지렁이
지렁이 삶은 물로 목을 적신다.

◈ 호박, 소금
늙은 호박을 삶아 소금을 약간 쳐서 따뜻한 채 먹는다.

---

14 ··· 목에 가시가 박혔을 때

목에 가시가 박혀 있으면 거북하고 아프며 자칫 식도 등에 상처를 입힐 수 있다. 이때 이비인후과를 찾아가면 쉽게 뽑아낼 수가 있다. 다만 살 속 깊이 박혀 있으면 며칠은 아프지만, 대개 1주일 정도 지나면 스스로 산화, 흡수되어 자연히 치료되므로 큰 문제는 없다. 여기서는 응급 대용으로 쓰일 수 있는 몇 가지 민간요법을 소개한다.

| 재료와 활용법 |

◆ 물엿
물엿을 많이 먹는다.

◆ 상추
상추쌈을 몇 번이고 먹는다.

◆ 봉숭아 줄기, 탱자
봉숭아 줄기와 탱자 몇 개를 삶아 마신다.

◆ 귤껍질
귤껍질을 태워서 나온 재를 물에 타서 마신다.

◆ 마늘
마늘을 먹기도 하며 잘 때는 양쪽귀에 깐 마늘을 끼우고 잔다.

◆ 유자 껍질
유자 껍질을 씹어 먹는다.

◆ 우엉
우엉 잎은 즙을 내서 마시고 뿌리는 삶아서 마신다.

◆ 봉선화씨
제일 잘 듣는다고 많이 이용하는 방법 같다. 평소에 봉선화(봉숭아)씨를 가지고 있다가 필요시에 10개 내외를 작은 잔에 물을 붓고 씨를 한참 불려서 취침 전에 물은 안 마시고 씹어서 침으로 삼키고서는 곧 잔다. 대게 아침에 일어나면 괜찮아진다.

TIP **민간요법에서 많이 이용하는 약재**
오미자 : 만성간염, 기관지염, 피로, 권태, 시력증진에 효능이 있습니다.

안과 · 치과 · 비뇨생식기 관련 질환

질 병 은 치 료 할 수 있 다

01... 일반 눈병

02... 백내장

03... 다래끼

04... 야맹증

05... 시력감퇴

06... 색맹

07... 눈에 티

08... 잇몸병

09... 충치

10... 방광염

1 ... 일반 눈병

　눈병은 대개 바이러스성 질환이며 손만 깨끗이 씻어도 상당 부분 예방할 수 있지만, 때로 수건이나 접촉 등에 의해서 옮는 경우도 있다. 일반적인 눈병은 간단한 치료만으로도 금방 회복이 가능하고 안과 영역은 사실 너무 예민한 곳이라 함부로 손을 대지 않는 것이 좋을 것이다. 여기서는 옛날에 쓰던 민간요법 몇 가지만 소개한다.

| 재료와 활용법 |

❖ **모유**
모유는 안과 질환에 통용되었다.

❖ **꽈리 잎**
꽈리 잎을 찧어서 눈 위에(눈꺼풀)에 붙인다.

❖ **신나무**
신나무 달인 물로 눈을 자주 씻는다.

❖ **호박씨**
호박씨 기름을 내서 눈에 한 방울씩 넣는다.

2 ... 백내장

백내장은 우리 눈이 노화하는 과정에서 수정체가 흐려지면서 생겨나는 질환이다. 백내장에 걸리게 되면 시력이 점차 약해지면서 눈앞이 뿌옇게 보이고 겹쳐 보이는 동시에 기끔은 모기가 날아다니는 것처럼 보이기도 한다. 심해지면 실명의 위험도 있는 만큼 반드시 병원에서 정확한 진단을 받아 치료에 심혈을 기울여야 한다.

재료와 활용법

◆ **꿀**
꿀물을 눈에 넣는다.

◆ **쇠비름 씨**
쇠비름 씨를 달여서 장기간 마신다.

◆ **대나무 진**
대나무 진을 자주 눈에 넣는다.

3 ... 다래끼

다래끼는 안쪽 눈꺼풀에 일종의 염증이 생기면서 부어오르거나 종기가 생기는 증상이다. 병원에서 간단하게 치료가 가능하다. 여기서는 옛날부터 쓰여온 몇 가지 민간요법을 소개한다.

에 바른다.

◆ **들기름, 참기름**
초기에 기름을 눈꺼풀에 바른다.

◆ **복숭아씨**
복숭아씨를 즙을 내서 다래끼가 난 부위

◆ **질경이 잎, 참기름**
질경이 잎에 참기름을 발라서 눈에 댄다. (다래끼에 관하여 발바닥에 글씨를 쓰는 방법이나, 발톱에 글씨 쓰는 방법 등은 생략한다.)

4 ... 야맹증

밤이 되면 눈이 어두워서 보이지 않거나 물체가 지나치게 희미하게 보이면 야맹증을 의심해봐야 한다. 야맹증은 밤에 활동하는 것을 방해해서 자칫 사고의 위험을 가져올 수 있으며, 방치하면 더 심해질 수 있다. 노안과 동시에 오는 경우도 많지만, 젊은 사람들의 경우 일부 영양소의 부족 때문일 수 있다.

| 재료와 활용법 |

찍어 자주 먹는다.

◆ **계간**
닭의 간을 구워서 자주 먹는다.

◆ **찹쌀떡, 꿀**
인절미 같은 찹쌀로 떡을 만들어 꿀을

◆ **홍어**
홍어를 달여서 마신다.

◆ **돼지의 간**
돼지의 간을 삶아서 자주 먹는다.

5 ... 시력감퇴

컴퓨터와 활자를 많이 봐야 하는 현대생활에서 시력감퇴는 모두에게 올 수 있는 증상이다. 심지어 노안이 아니라도 어린이들에게도 시력감퇴는 주의해야 할 증상이다. 평상시 등의 밝기 조절, 올바른 습관 등을 통해 눈을 보호하는 데 신경을 쓰면 좋은 시력을 오래 간직할 수 있다. 다만 일시적인 충격 등으로 인한 시력감퇴도 있다. 시력감퇴 완화에 도움이 되는 몇 가지 민간요법을 소개해본다.

| 재료와 활용법 |

❖ 매실
매실을 씨를 빼고 갈아서(믹서 등으로) 색이 거무스레하게 될 때 타지 않을 정도로 졸이면 엑기스가 된다. 이것을 물 한 컵에 1찻 수저를 넣어 하루 2번 조식으로 마신다.

❖ 냉이
냉이를 말려서 분말로 하여 조식으로 2 찻수저씩 마신다.

❖ 국화꽃 잎
국화꽃 잎을 달여서 마신다.

❖ 당근
당근 즙을 계속 마신다.

❖ 결명자
결명자를 까뭇까뭇하게 볶아서 차를 끓여 마신다.

❖ 왕골씨, 돼지간
돼지간을 삶아서 볶은 왕골씨 가루를 찍어 먹는다.

6 ... 야맹증색맹

중국 명나라의 의학서인 육과준승六科準繩을 보면 시적여백증視赤如白症이란 병명이 나온다. 이 병을 가진 환자는 태양이 달로 보이고 등잔불이 흰색으로 보이며 누런 종이가 녹색이나 남색으로 보인다고 기록하고 있다. 이처럼 색맹은 색깔 구분에 어려움을 느끼는 증상을 의미하며, 선천적인 유전 질환인 경우가 많다.

| 재료와 활용법 |

◆ **맨드라미 씨**
씨를 살짝 볶아 만든 가루를 조석으로 찻수저 1~2수저씩 장기 복용한다.

7 ... 야맹증눈에 티

황사가 불거나 바람이 심한 날, 눈 안에 이물질이 들어가는 경우가 있다. 이때 억지로 빼내려 하지 말고 자연스레 눈물을 흘리는 방법이 가장 좋다. 심각할 경우에는 안과를 찾아가 이물질을 제거해야 한다.

| 재료와 활용법 |

◆ 참기름
눈에 티가 들어가 잘 나오기 않을 때 참기름을 한두 방울 떨어뜨리면 나온다.

◆ 눈물
눈을 비비지 말고 자기의 눈물(울으면 나오는)로 세척이 되도록 운다.

---

8 ... 야맹증잇몸병

잇몸병은 대부분 치석과 치주질환에 의한 것으로 단순한 민간요법만으로는 치료가 어렵고 반드시 치과에 찾아가 근원적인 치료를 도모해야 한다. 또한 영양소 부족으로 인한 잇몸병도 있는 만큼 잇몸 건강에 있어 중요한 청결과 영양 섭취, 두 가지 모두를 주의해야 한다.

| 재료와 활용법 |

◆ 초룡담
용담 초라고도 불리는 것으로서 맛은 쓰지만 효과는 매우 좋은 편이다. 초룡담을 진하게 달여, 쓰지만 잠시 입에 머금고 있다가 뱉는다. 삼켜도 소화에 도움이 된다.

◆ 돌미나리, 소금
위 재료를 찧어서 나오는 생즙을 양치하듯이 머금고 있다가 뱉는다.

생강, 무

무와 생강을 함께 달여 입에 물고 있다가 뱉든지 삼키든지 한다.

김

잇몸이 부었거나 염증이 있는 부위에 날김을 붙인다.

---

9 ... 충치

충치 또한 대부분은 잘못된 칫솔질, 불건전한 치아 청결, 부정교합으로 인한 치아 마모 등 외적 원인에서 발생하는 경우가 많다. 현재 충치의 예방이나 치료방법이 많이 좋아졌고 또 치료 시의 고통도 줄어들었다. 다만 참고로 옛 민간요법을 소개하면 다음과 같다.

재료와 활용법

감나무 가지

감나무 가지를 삶아 그 물을 입안에 머금는다.

감나무 잎, 소금

삶은 감나무 잎을 물에 소금을 타서 입에 물고 있다가 뱉는다.

---

10 ... 방광염

   방광염은 여성들에게서 많이 나타나는 질환으로 특히 임산부나 중년 여성에게 잦다. 방광염이 심해지면 소변에 피가 섞여 나오는 경우도 있다. 또한 연세가 많은 분들의 경우 소변을 보고도 개운하지 않고 계속해서 뇨의를 느끼는 때가 있는데 이것 역시 방광염의 일종이라고 할 수 있는 오줌소태의 증상이다. 방광염과 오줌소태는 다음의 민간요법들이 도움이 된다.

| 재료와 활용법 |

◈ 댑싸리(대싸리)
댑싸리의 나무나 씨를 삶아서 마신다.(함께 삶아도 무방)

◈ 개머루
개머루를 삶아서 마신다.

◈ 뽕나무 뿌리 껍질
뽕나무 뿌리 껍질은 상백피라는 이름으로 시중에서 판매되고 있는데 그것을 달여 마신다.

◈ 보리 짚
보리 짚을 달여서 자주 마신다.

◈ 쌀뜨물
쌀뜨물을 조석으로 받아 마신다.

◈ 은행
은행을 구워서 조석으로 20개 정도 씩 먹는다.

◈ 질경이
질경이를 뿌리 째 삶아 먹는다.

◈ 파뿌리, 우유
파뿌리에 우유를 넣고 끓여서 국물만
마신다.

◈ 옥수수 수염
옥수수 수염을 달여서 마신다.

◈ 우렁이, 마늘
우렁이 속을 꺼내어 마늘과 함께 찧어
가지고 배꼽 아래에 붙이고 고정시킨
다.(1일 1회)

◈ 메밀 가루
메밀 가루를 찻수저로 2~3번 물에 타서
하루 3번 먹는다.

◈ 구기자 나무
특히 노인의 소변 불리에 구기자 나무를
달여 마신다.

◈ 호두
호두를 여러개씩 구워 먹는다.

◈ 수박
수박을 자주 먹는다.

◈ 백도라지, 가물치
위 재료를 삶아 먹는다.

◈ 무 장다리
무 장다리를 삶아서 마신다.

◈ 마늘, 꿀
마늘에 구워서 꿀에 재웠다가 자기 전에
7~8개씩 먹는다.

◈ 들깨
들깨를 생것으로 찧어서 조석으로
먹는다.

◈ 패랭이꽃
패랭이꽃을 달여서 차 대용으로 자주
마신다.

◈ 가오리
가오리를 말려두었다가 달여서 먹는데
오래 먹으면 좋다.

Chapter 10

피부 질환

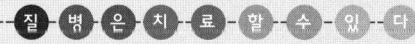

01... 가려움증

02... 버짐

03... 땀띠

04... 두드러기

05... 알레르기

06... 어루러기

07... 여드름

08... 옻이 올랐을 때

09... 피부병

10... 습진

11... 티눈

12... 기미

13... 검버섯

14... 주근깨

15... 탈모증

16... 머리 염색 독

17... 비듬

18... 무좀

1 ... 가려움증

예로부터 피부병은 족보만 찾아도 반은 나은 것이라는 말이 있다. 그 만큼 다양한 이유와 증상으로 나타난다는 의미다. 최근에는 항생제와 스테로이제가 개발되어 한결 가려움증 치료가 쉬워졌다. 한편 피부질환의 경우 비록 괴롭긴 해도 가려움증이 있는 것이 없는 것보다 훨씬 낫고 그 병의 무게도 가볍다. 도리어 가려움증이 없거나 덜 느껴지는 피부병이 더 무서운 경우가 있다. 또한 잘 분간하기는 어렵다 해도 눈으로 드러나는 증상이 있다면 치료에 큰 어려움을 겪지 않고도 완치될 수 있다. 전문의와 상담하는 것이 좋다.

재료와 활용법

녹두, 귤껍질
녹두 한 수저와 귤껍질 한 개를 달여서 3번에 나누어 식후에 복용한다.

가죽나무
가죽나무의 잎과 줄기를 삶아서 환부를 씻는다.

동백기름
동백기름을 환부에 바른다.

명아주 풀
명아주 풀을 말린 다음 태워서 재를 받아 일반 연고와 섞어 환부에 바른다. (원래는 돼지기름에 섞어 바름)

진득찰
진득찰을 분말로 해서 한번에 2찻 수저씩 식후 30분 하루 3번 먹는다.

◆ **보리쌀**
보리쌀 삶은 물에 환부를 담그거나
씻는다.

◆ **봉숭아 잎**
벌레에 물려서 가려울 때 봉숭아 잎으로

문지른다.

◆ **호박덩굴**
호박을 다 따고 난 덩굴을 말려 썰어
두었다가 삶아서 환부를 씻는다.

2 ... 버짐

버짐은 입 근처에 뿌옇게 살이 일어나 부스럼처럼 보이는 것으로
주로 어린아이들의 영양실조 등으로 나타났던 증상이었지만 지금
은 많지 않다. 버짐에 쓰이던 민간요법은 다음과 같다.

│ 재료와 활용법 │

◆ **마늘**
마늘을 짓찧어 바른다.

◆ **광솔 기름**
광솔 기름을 바른다.

◆ **보리 잎, 소금**
보리 잎에 소금을 넣고 찧어서

버짐부위에 바른다.

◆ **싸리나무**
싸리나무 가지를 태우면 밤색의 진을
솜에 묻혀 환부에 바른다.

◆ **복숭아 뿌리**
복숭아나무의 뿌리를 물없이 끓이거나
태워서 나오는 거무레한 액을 환부에 바
른다.

◆ **등겨**

등겨 기름을 바른다.

석유

석유를 환부에 바른다.

◆ **윤활유**

기계충이라 하는 머리 피부병이 전에는 많았다. 지금은 거의 없지만 참고로 소개한다. 원래 철분의 결핍때문에 온다고 해서 고운 철분에 있는 기름, 즉 발동기 피스톤에 쓰던 기름, 마차 바퀴에 쓰던 끈적이는 기름, 지금은 교환한 엔진오일 같은 것을 발라서 치료 효과를 보았다.

---

3 ... 땀띠

에어컨이나 선풍기가 없던 옛날에는 여름이면 온 가족들이 땀띠로 고생을 했다. 심하면 자꾸 긁어 살이 짓무르게 되는데 어른보다 몸에 열이 많은 아이들의 경우 더 심했다. 근래에는 땀띠를 예방하고 치료해주는 로션이나 파우더가 많이 나와서 편리하게 되었다. 예전에는 어떻게 했는가를 살펴본다.

| 재료와 활용법 |

◆ **뜨거운 물**

뜨거운 물로 찜질을 한다.

◆ **복숭아나무**

복숭아나무의 가지나 잎을 삶은 물로 따뜻하게 씻는다.

◆ **가지**

가지를 찧어 생즙을 내서 바르든가 가지

삶은 물로 목욕을 한다.

◆ 솔잎, 감나무 잎
솔잎과 감나무 잎을 함께 달여서 환부를 담그거나 목욕을 한다.

◆ 가지, 오이
가지를 저며서 땀띠 부위를 문지르고 오이는 많이 먹거나 즙을 내서 마신다.

◆ 미나리
미나리의 생즙을 환부에 바르고 또 즙을 마시기도 한다.

◆ 수박 껍질
수박의 껍질 안쪽으로 환부를 자주 문질러 순다.

---

4 ... 두드러기

두드러기의 가려움증은 일반적인 피부질환보다 심한 경향이 있다. 살이 울퉁불퉁 솟은 발진의 형태로 나타나고 심한 가려움 때문에 긁어서 상처가 생기는 경우가 많다. 원인은 다양한데 주로 독이 있는 식물이나 음식으로 인해 알레르기성 반응으로 나타나기도 하고, 몸에 열이 차올라 생기기도 한다. 최근에는 이런 두드러기 치료도 일반화되었다.

| 재료와 활용법 |

◆ 고등어, 미나리
고등어와 미나리를 함께 삶는다.

◆ 목화씨
목화씨를 구워서 까먹거나 또는 달여서
마신다.

◆ 탱자(제일 많이 이용한다)
탱자를 달여서 식후에 마시고 또 두드러
기가 난 부위를 닦아준다.
(어린이는 목욕을 시키기도 함)

◆ 감자
감자 즙을 마신다. 알레르기성 피부염에
도움이 될 수 있다.

◆ 낙지
낙지를 고아서 물을 마시거나 환부를
닦기도 한다.

◆ 도꼬마리
도꼬마리를 삶아서 환부를 씻는다.

◆ 매실
풋 매실을 때면 찧어서 나오는 즙을
다시 달여서 마신다.

◆ 문어
말린 문어를 삶아서 마시고 또한
바르기도 한다.

◆ 진득찰, 꿀
진득찰 말린 잎이나 꽃을 달여서
꿀을 쳐서 마신다.

◆ 이엉(초가집 지붕의 헌 볏짚, 또는 묵은 볏짚)
이엉을 태우면 연기가 나오는데 거기에
환부를 쪼인다.

◆ 오징어
오징어 삶은 물을 마신다.

◆ 쇠고기, 탱자
쇠고기와 탱자를 고아 국물을 마신다.

◆ 문어, 인삼
문어와 인삼을 삶아 먹는다.

◆ 민물, 다슬기, 양념
끓는 물에 다슬기를 넣고 푹 끓인 다음
파, 마늘, 소금 등 양념을 해서 먹는다.

◆ 미나리
미나리를 생즙을 내어 마신다.

◈ **감초, 표고버섯**

위 두 가지를 푹 달여 마신다.

◈ **가지**

생가지를 썰어 환부에 문지른다.

◈ **검정콩, 감초, 꿀**

검정콩과 감초를 거의 비슷한 무게로 달
여서 꿀을 적당히 타서 마신다.

◈ **감나무 잎**

감잎을 달여 마신다.

◈ **무즙**

무즙을 마시면서 환부에 바르기도 한다.

◈ **녹두**

녹두를 갈아 그 물을 마신다. (생녹두)

◈ **꽈리**

잘 익은 것은 몇 개씩 씹어 먹고 덜 익었
으면 짓찧어 꿀을 섞어 먹는다.

◈ **식초**

뜨거운 물에 식초를 타서 몸을 닦아준
다. 수건 등으로 말리는 것보다 자연히
말리는 게 더 좋다. 한 번할 때 여러 번
한다.

◈ **밤나무**

밤나무 가지를 달여서 자주 씻는다.

◈ **봉선화, 피문어**

위 재료를 삶아서 마시고 환부를 씻는데
흰 봉선화가 더 좋다.

◈ **쑥**

쑥을 태우면서 연기를 쏘인다.

◈ **피문어, 탱자**

피문어와 탱자를 적당량 달여 마신다.

◈ **칡뿌리**

칡뿌리의 즙을 내서 마시면서
환부에도 바른다.

◈ **찔레나무**

찔레나무의 덩굴을 달여서 마신다.

◈ **피문어**

말린 피문어를 잘게 썰어 달인 물을
1일 5~6회 마신다.

◈ **식초**

냉수에 식초 몇 방울 씩 타서 자주
마신다.

⬥ 버드나무, 소엽

버드나무 가지를 잘게 썰어 소엽과
비슷한 양을 달여 마신다.

⬥ 아주까리 나무

아주까리 잎, 줄기, 뿌리 모두 좋다.
진하게 달여 환부를 씻는다.

---

5 ... 알레르기

    위의 두드러기와 비슷하게 식물과 음식 등의 다양한 반응으로 인
해 피부에 발진이 일고 가려움이 이는 증상이다. 원인을 알고 근본
치료를 받아야 한다. 알레르기 증상에 잘 듣는 몇 가지 민간요법을
소개한다.

│ 재료와 활용법 │

⬥ 탱자

두드러기에도 나왔지만 특히 생선에 의
한 알레르기에 탱자를 달여서 맛이 좀
쓰지만 한번에 3~4수저(큰 수저)씩 하루
3~4차례 마신다.

⬥ 마늘

꽃가루 알레르기에 잘 듣는다. 마늘을
코에 들어갈 만큼 잘라서 굽는다. 구워
진 마늘쪽을 콧속에 넣었다가 1~2분마
다 갈아 넣는 것을 몇 번 반복하다 보면
호전된다.

⬥ 버들강아지, 백반, 소금

고무줄 알레르기에 쓰이는데 버들강아
지 한 줌에 백반가루 반 수저, 소금 반 수

저를 넣어 물 한 대접을 부어 달여서 그 물을 거즈에 묻혀 환부에 바른다.

◈ 복숭아, 설탕
복숭아 알레르기에는 복숭아 1개를 껍질 채 푹 달여서 절반으로 졸아들면 설탕을 약간 타서 수시로 며칠간 먹는다.

◈ 귤껍질, 문어, 탱자
위 재료를 구워서 분말로 해서 식후에 찻 수저로 1~2수저 씩 따뜻하게 마신다.

◈ 쑥
쑥 즙을 내어 마신다.

◈ 해바라기
해바라기 대를 말렸다가 삶아서 마신다.

◈ 탱자, 피마자유
탱자를 달인 물에 피마자 기름 1 찻 수저를 섞어서 마신다. (5~6일 정도 계속)

◈ 명태 머리, 국화
명태 머리 2~3개에 국화 줄기나 잎을 한줌 섞어서 달여 마신다.

---

6 ... 어루러기

어루러기란 피부에 희끗희끗 얼룩이 생기는 증상으로서 여름철에 특히 목 부분에 잘 생겼다가 계절이 바뀌어 바람이 선선해지면 없어지고, 다시 여름이 되면 생기는 것이 보통이다. 다음은 어루러기에 잘 사용되는 민간요법들이다.

| 재료와 활용법 |

◈ 가지, 동백기름
가지 꼭지를 슬슬 볶으면서 가루로 만들어 동백기름에 반죽해서 환부에 바른다.

◈ 마늘
마늘을 짓찧어 환부에 붙인다.

◈ 오이 꼭지
오이 꼭지 부분을 잘라 환부를 문지른다.

◈ 소루쟁이
소루쟁이를 즙내어 환부에 바른다.

◈ 가지, 황
가지를 잘라서 유황을 묻혀 환부를 문지르는데 하루 2~3번 한다.

◈ 쌀겨 기름, 식초
쌀겨 기름에 소량의 식초를 섞어 환부에 바르고 5분 쯤 햇빛에 노출 시킨다.

◈ 계란
계란 노른자에서 기름(난황유)을 짜내어 하루 2~3번 씩 환부에 바른다.

◈ 도꼬마리
도꼬마리 잎, 줄기 등 전초를 찧어서 나온 즙을 자주 바른다.

◈ 목화씨 기름
목화씨 기름을 자주 환부에 바른다.

◈ 도꼬마리 풀, 꿀
도꼬마리 말린 가루를 꿀에 반죽을 해서 환을 만들어 장기간 복용한다.

◈ 무화과나무 잎
무화과나무의 잎을 자르면 흰 액이 나오는데 이 액을 환부에 바른다.

◈ 호두 껍질
생 호두 껍질을 찧어서 환부에 바른다. (어떤 사람은 호두 껍질에 알레르기를 일으키는 경우도 있지만 이것이 도리어 효과가 있는 것이라고도 한다)

◈ 호박 줄기, 들기름
호박 줄기를 말려 태운 재를 들기름에 개어 환부에 바른다.

◈ 마늘, 식초
마늘을 찧어 식초를 타 헝겊에 싸서 환부에 바르고 햇볕에 5~10분간 노출시킨

다. (피부 질환에 유황에 관한 것이 많으
나 근래에는 유황제를 기피하는 경향이
있어 생략한다)

7 ... 여드름

젊음의 꽃이라고 불리는 여드름은 체질과 유전과도 관계가 있으
며, 특히 호르몬과 밀접한 연관이 있다. 여성들은 대개 결혼을 하면
70~80%는 자연 치유가 된다고 한다. 현재 치료법이나 치료의 약품
이 많이 발달되어서 크게 걱정할 만한 질환은 아니다. 여드름은 주
로 피부과에서 치료를 하고 있는데 혹 여의치 않는 경우에는 내분
비 내과에서 호르몬 요법를 받아야 하는 경우도 있다.

| 재료와 활용법 |

◈ **시금치**
시금치 푹 삶은 물로 세안 후 행군다.
꼭 조석으로 한다.

◈ **녹두가루, 팥가루**

위 재료를 곱게 하여 3:1 비율로 물로 반
죽한 것으로 취침 전에 충분히마사지를
한다.

◈ **녹두**
가루 내어 비누 대신 사용한다.

◈ 배나무 잎, 꿀

배나무의 잎(꽃도 좋음)을 진하게 달여 꿀을 타서 바른다.

◈ 복숭아 가지, 잎, 꽃

위 재료를 삶은 물로 자주 씻는다.

◈ 계란

계란 흰자를 매일 밤 바른다.

◈ 뽕나무 잎, 꿀

뽕나무 잎을 찜통에 쪄서 말린 것을 가루로 하여 하루 2~3회 2 찻수저씩 꿀물로 마신다.

◈ 무

무즙으로 아침, 저녁 마사지를 한다.

◈ 목단뿌리

목단 꽃나무의 뿌리를 달인 물로 세수를 자주 한다.

◈ 소금

뜨겁지도 차지도 않은 미지근한 물에 소금을 타서 세면한다.(현재는 죽염이 좋을 것같음)

◈ 복숭아 잎, 소금

복숭아 잎 삶은 물에 간간할 정도로 소금을 타서 씻는다.

◈ 오이, 우유

오이 껍질을 잘게 썰어 24시간 우유에 담갔다가 하루에 2~3회 씻는다.

◈ 율무

율무를 볶아서 가루를 만들어 한 번에 한 큰 수저 씩 물에 타서 하루 3번 복용한다.

◈ 살구씨

살구씨를 갈아 마사지를 한다.

◈ 달걀, 완두콩

달걀 흰자에 완두콩 가루를 반죽해서 맛사지를 한다.

◈ 인동 꽃(금은화)

인동 꽃을 잘 건조하여 분말로 해서 꿀로 환을 빚어 복용한다. 환은 녹두 크기만 하게 만들고 한번에 50개 내외로 하루 3번 식후에 복용한다.

◈ 삼백초

차로 끓여 수시로 마신다.

8 ... 옻이 올랐을 때

옻 알레르기는 사람의 체질마다 그 반응이 다른데, 심하게 옻이 오른 경우는 온몸에 발진이 퍼지며 고통스러울 만큼 가려움증을 느끼게 된다. 다음은 옻 알레르기에 쓰이는 민간요법들이다.

| 재료와 활용법 |

◆ **닭**
닭을 고아서 먹는데 기름기는 따로 놓았다가 환부에 바른다.

◆ **미꾸라지**
미꾸라지를 찧어서 환부에 붙인다.

◆ **밤나무 잎**
밤나무의 잎을 달여서 마신다.

◆ **머위 뿌리**
머위의 뿌리를 찧어서 나오는 즙을 환부에 바른다.

◆ **밤, 밤 껍질**
밤은 날 것으로 먹고 껍질은 삶아서 환부에 바른다.

◆ **달걀**
달걀 흰자를 환부에 바른다.

◆ **달걀, 들기름**
달걀 노른자에 들기름을 섞어 먹는다.

◆ **게**
게의 생즙을 환부에 바른다.

◆ **고사리**
고사리 삶은 물을 마시기도 하고 환부에 바르기도 한다.

◈ **밤나무 잎**
밤나무의 잎을 삶아서 마신다.

◈ **밤나무 껍질**
밤나무의 껍질이나 가지를 삶은 물로
찜질을 한다.

◈ **밤나무 잎, 솔잎**
두 가지를 함께 달여 마시는데 대략
7:3의 비율이 좋다.

◈ **버들강아지**
버들강아지를 삶아서 그 물로 환부를 자

주 씻는다. 또 불꽃 없이 태우면서 나오
는 연기를 쏘이기도 한다.

◈ **버들강아지, 참기름**
버들강아지를 태워서 남는 재와 참기름
을 섞어서 바른다.

◈ **쌀**
쌀을 물에 불려 질척하게 찧어서 환부에
바른다.

◈ **호박꽃**
호박꽃을 짓찧어 환부를 문지른다.

---

9 … 피부병

예전에는 알레르기나 습진 또는 건선 등 피부질환마다 그 증상과
이름을 명확하게 구분 짓지 않았다. 따라서 가려움을 느껴도, 발진
이 일어도 그저 같은 피부병으로 진단하곤 했다. 여기서도 그대로
피부병으로 통칭했을 가능성을 염두에 두고 전반적인 피부병에 쓰
였던 민간요법들을 소개한다.

| 재료와 활용법 |

◆ **느티나무**
느티나무 가지를 달여서 환부를
담그거나 자주 바른다.

◆ **단풍나무**
단풍나무 삶은 물로 목욕을 한다.

◆ **도꼬마리**
도꼬마리 잎이나 줄기를 삶아 환부를
자주 씻는다.

◆ **백반, 식초**
백반을 물에 녹여 식초를 적당히 섞어서
환부에 바른다.

◆ **메뚜기**
메뚜기를 볶아 가루로 해서 참기름에 개
어 바른다.

◆ **맨드라미 잎**
맨드라미 잎을 찧어 그 생즙을 환부에
바른다.

◆ **담배 잎**
담배 잎을 삶은 물에 환부를 담근다.

◆ **개구리밥(부평초)**
개구리밥을 삶아서 마시면서 환부에 바
르기도 한다.

◆ **느릅나무**
느릅나무를 진하게 달여 환부에 바른다.

◆ **동백기름**
환부에 동백기름을 자주 바른다.

◆ **유황가루, 돼지기름**
돼지기름을 따뜻하게 해서 유황 가루로
반죽하여 바른다.

◆ **두꺼비, 참기름**
두꺼비를 구워 가루로 만들어 참기름에
반죽해서 환부에 바른다.

◆ **밀**
밀을 씹어서 환부에 바른다.

◆ **밀가루, 식초**
밀가루와 식초를 혼합하여 환부에
바른다.

◆ **뱀딸기 풀**
풀을 삶아 환부를 자주 씻는다.

🔸 쑥
쑥을 즙내서 마신다.

🔸 인삼 잎
인삼 잎을 삶아서 환부를 씻는다.

🔸 버섯, 참기름
버섯을 구워 가루를 내어 참기름에 개어
환부에 바른다. (버섯은 표고버섯이 좋
을 것 같음)

🔸 버들강아지
버들강아지를 목욕물에 넣고 끓여서
목욕을 한다.

🔸 산초기름
산초기름을 조금씩 하루 3~4번
먹는다.

🔸 쌀
불린 쌀을 찧어서 쌀 물을 환부에
문지른다.

🔸 소나무 가지
소나무 가지를 삶아서 환부를 자주
씻는다.

🔸 솔고치 뿌리, 소주
솔고치 뿌리를 소주에 담가 우러난 술을
환부에 바른다.

🔸 연꽃잎(연잎)
연잎을 삶은 물로 환부를 씻는다.

🔸 소루쟁이 뿌리, 식초
소루쟁이 뿌리를 찧어 식초에 반죽을
해서 환부에 바른다.

🔸 부처손
부처손을 태우면 연기가 나는데 거기에
환부를 쏘인다.

🔸 가시새, 막걸리
가시새를 잘게 썰어 막걸리에 담가
하루가 지나면 조금 씩 마신다.

🔸 누에고치, 참기름
누에고치(명주천도 사용)를 태운 가루
를 참기름과 혼합하여 환부에 붙인다.

10 ... 습진

습진은 주로 물기가 있는 피부질환으로서 주부들에게서 많이 나타난다. 일반 피부질환이 건조한 형태로 발진이 생긴다면 습진은 습기 차고 오래 가는 경향이 있다. 다음은 습진에 유용한 민간요법들이다.

재료와 활용법

◆ 나팔꽃 씨
나팔꽃 씨의 생즙을 내든가 진하게 달여 환부에 바른다.

◆ 복숭아 잎
복숭아 잎 삶은 물에 환부를 담근다.

◆ 봉숭아
봉숭아 전체(꽃, 줄기, 뿌리 등 아무것이나 좋다)를 삶은 물에 환부를 축여준다.

◆ 메밀묵
메밀을 껍질째 묵을 쑤어 적당히 썰어서 환부에 붙인다.

◆ 감, 소금
떫은 감과 소금을 혼합하여 짓찧어서 환부에 바른다.

◆ 국화 잎, 식초
위 재료를 찧어서 환부에 붙인다.

◆ 도라지
도라지 삶은 물로 환부를 씻는다.

◆ 느티나무 잎
느티나무 잎을 삶아 그 물로 환부를 자주 씻는다.

◆ 뱀딸기 풀
뱀딸기 풀을 뿌리째 삶아 그 물을 환부에 자주 바른다.

◈ 누에고치, 참기름
누에고치를 태워 가루를 내서 참기름에
반죽하여 환부에 붙인다.

◈ 등겨 기름
등겨 기름을 짜서 환부에 발라준다. 많
이 쓰인 방법인데 등겨를 태우면 그 밑
에 기름이 조금씩 고이게 된다.

◈ 무
무를 얇게 썰어 그릇에 넣고 물을 붓지
않고 은근히 끓이면 무에서 즙이 나온
다. 그 무즙을 발라주기도 하고 또 물렁
하게 된 무를 따뜻한 상태로 환부에 붙
이기도 한다.

◈ 계란, 소금
계란을 깨뜨려 소금을 섞어서 환부를
문질러 준다.

◈ 표고버섯
표고버섯을 달여서 따뜻하게 매일
수차례 마신다.

◈ 마늘
마늘을 짓찧어 헝겊이나 비늘에 받쳐서
환부에 붙인다.

◈ 밤나무 잎
밤나무의 잎을 달여서 마시기도 하고
환부를 씻기도 한다.

◈ 보리밥, 참기름
보리밥알 소량을 재가 되게 태워서
참기름에 개어 바른다.

◈ 뽕잎
뽕잎을 달여서 환부를 자주 씻는다.

◈ 소루쟁이
소루쟁이에서 즙을 내어 먹기도 하고
바르기도 한다.

◈ 싸리나무
싸리나무 삶은 물에 환부를 담근다.

◈ 선인장
선인장을 삶은 물에 환부를 담근다.

◈ 탱자
탱자를 진하게 달여 습진 부위에
바른다.

◈ 삼나무(일본어-스기)
삼나무의 작은 가지나 잎을 달여
환부를 자주 씻는다.

◆ 지우초
지우초 달인 물에 환부를 담그거나 자주 바른다.

◆ 콩, 참기름
콩을 타도록 볶아서 가루로 하여 참기름에 개어 바른다.

◆ 옥수수 수염, 참기름
옥수수 수염을 태워서 가루 내어 참기름에 섞어 바른다.

◆ 산초
산초 달인 물로 찜질을 한다.

◆ 무화과나무
무화과나무의 줄기를 삶아서 환부를

자주 씻는다.

◆ 백반
환부를 깨끗이 씻은 다음 백반을 적셔가며 문지른다.

◆ 벌꿀
환부에 벌꿀을 발라준다.

◆ 하눌타리
하눌타리를 통째로 가루 내어 물에 반죽해서 바른다.

◆ 율무
율무를 볶아서 가루 내어 마신다.

---

11 ... 티눈

티눈은 큰 이유 없이 피부 위에 돋는 딱딱한 종기의 일종이다. 예전에는 물에 불려서 제거하거나 성냥의 유황으로 태우는 방법을 사용했지만 요즘은 피부과에 가면 쉽게 제거할 수 있다.

◈ 구기자 나무
구기자 나무의 뿌리를 찧어 붙인다.

◈ 가지
가지를 날것으로 먹으면서 환부를 슬슬
문지른다.

◈ 대추
티눈 부위에서 피를 약간 빼고 그 자리
에 대추씨를 빼고 붙인다.

◈ 쑥, 밀가루

밀가루를 반죽하여 티눈 부위에 얇게 펴
놓고 그 위에 쑥 뜸을 뜬다.

◈ 마늘
마늘을 찧어 붙인다.

◈ 천궁
천궁을 적당히 잘라서 환부에 붙이고
고정시키며 매일 갈아 붙인다.

◈ 맨드라미 꽃
맨드라미꽃을 환부에 문지르는데
물이 들도록 문지른다.

12 ... 기미

기미는 특히 여성들에게서 많이 나타나는 증상으로 미관상 보기
좋지 않아서 여성들의 큰 고민거리가 되어왔다. 기미는 햇살로 인
한 노화 외에도 내적인 요인이 있을 수 있는 만큼 외적인 마사지 등
으로 해결되지 않으면 병원에서 상담을 받아보는 것이 좋다.

◆ **굴**
굴을 으깨어 얼굴 마사지를 하루 2번 이
상 한다.

◆ **분꽃 씨, 오이**
분꽃 씨를 곱게 간 가루를 오이 즙에
섞어 조석으로 바른다.

◆ **팥 꽃**
팥 생즙을 내어 바른다.

◆ **고구마 줄기**
줄기를 진하게 달여 자주 바른다.

◆ **박**
좀 덜 익은 박을 씨 째 잘게 썰어 소주와
물을 반반 붓고 삶은 물을 자주 바른다.

◆ **가지**
가지를 적당히 썰어서 얼굴에 문지른다.

◆ **복숭아 꽃, 꿀**
복숭아 꽃을 말려서 곱게 가루를 내어
꿀에 섞어 마사지 한다.

◆ **녹두, 소주**
녹두를 갈아 앙금을 만들어 소주로
반죽하여 마사지 한다.

◆ **백묵(분필), 꿀**
백묵을 가루 내어 꿀로 반죽을 해서 가
능하면 아침, 저녁으로 그렇지 않으면
취침 전에 환부에 비벼 바른다.

13 ... 검버섯

저승꽃이라고도 불리는 검버섯은 피부의 노화로 일어나는 피부
의 변색이다. 검버섯이 많으면 한층 나이 들어 보이고 미관상으로

도 좋지 않은데, 장기적인 노력을 하면 완화될 수 있다. 다음은 검버섯에 쓰이는 민간요법이다.

| 재료와 활용법 |

◆ 마늘
마늘을 짓찧어 검버섯이 난 곳에 마사지 해준다. 장기간 하면 효과가 있다.

◆ 마늘, 꿀
마늘을 짓이겨 꿀에 반죽을 해서 하루 두 번 이상 환부에 문질러 바로 씻지 말고 둔다.

14 ... 주근깨

적절히 있으면 귀여워 보이지만 심하면 좋지 않은 인상을 줄 수 있는 게 바로 주근깨다. 주근깨는 낫다가도 자연히 없어지는 경우도 있는데 근래에는 크림이나 레이저 치료도 하고 있으나 결과는 개인차가 있는 편이다.

들기름
들기름으로 마사지를 하고 바른다.

가지
날 가지를 썰어서 얼굴에 문지른다.

살구씨, 계란
살구씨를 빻은 것 3스푼과 계란 흰자만 적당히 개어 마사지를 하고 2~30분 후에 닦아낸다.

율무
임신 전후에 갑자기 주근깨가 생겼으면 율무 가루를 3~4찻 수저 씩 하루 3번 복용한다.

---

15 ... 탈모증

탈모증은 특히 남성에게서 많이 나타나며 노화 외에도 호르몬 문제로 인한 것일 수 있다. 나아가 스트레스로 인한 원형 탈모 등 최근에는 다양한 탈모 양상이 나타나고 있다. 탈모 관리 기능을 하는 제품들이 시중에 많이 나와 있으나 다음의 민간요법들도 도움이 될 수도 있다.

| 재료와 활용법 |

달걀 기름(난황유)
달걀 노른자를 태우면 기름이 나오는 것 이 난황유이다. 이것을 자주 머리에 바른다.

마늘

마늘을 썰어 탈모 부위에 문지른다.

◆ **밤송이, 참기름**

밤송이를 태워서 재를 만들고 참기름으로 재를 개어서 환부에 바른다.

◆ **쌀겨기름(미강유)**

쌀겨기름을 조석으로 문지른다.

◆ **검정깨**

검정깨를 볶아 식사 때 마다 큰 수저로 1~2수저 씩 먹는다.

◆ **등겨기름**

등겨기름을 바른다.
(겨를 태우면서 밑에 생기는 기름)

---

16 ... 머리 염색 독

머리 염색은 사실상 최근의 일은 아니다. 하지만 오래전의 염색이 자연에서 나온 재료들이었다면 요즘은 화학 재료를 많이 사용하는 만큼 염색으로 인한 부작용들이 자주 발생한다. 염색 독은 대부분 두피나 얼굴 피부에 작용하며, 가끔은 시력에도 영향을 미치므로 주의해야 한다.

재료와 활용법

◆ **개나리 열매**

개나리의 열매를 달인 물로 머리를 감는다.

◆ **밤**

밤을 삶은 물로 머리를 감는다.

◆ **치자**

치자를 달여 그 물로 머리를 행군다.

17 ... 비듬

    아무리 옷을 깔끔하게 차려 입어도 머리에 비듬이 있으면 좋은 인상을 줄 수 없다. 비듬은 지루성 비듬, 건조성 비듬 등 다양한 비듬들이 있는데 대부분 두피에 각질이 쌓여 하얗게 일어나는 형태이다. 최근에는 비듬 관련 제품들이 많이 나와 있고 병원 지료노 가능하지만 다음의 민간요법들이 도움이 될 수 있다.

재료와 활용법

❖ 들국화
들국화의 꽃, 잎, 줄기를 삶은 물로 머리를 감는다.

❖ 돼지비계
돼지의 비계를 삶은 그 물로 머리를 감는다.

❖ 양파
즙을 내어 머리에 바른다.

❖ 가지
가지를 삶아 그 물을 머리에 촉촉하게

묻혀서 싸매어 두었다가 (20~30분가량) 깨끗한 물로 헹군다.

❖ 메밀
메밀 삶은 물로 머리를 감는다.

❖ 복숭아 잎, 가지
봉숭아나무 가지나 잎을 삶은 물로 머리를 감는다.

❖ 무궁화 꽃
꽃을 달인 물로 머리를 감는다.

❖ 쑥, 파
쑥과 파를 같은 비례로 삶아서 머리를

감는다.

◈ 우엉
우엉 씨나 잎에서 생즙을 짜내어
머리에 바른다.

◈ 콩기름
콩기름을 솜이나 거즈에 묻혀 머리에
문지른다.

◈ 쌀겨기름(미강유)
쌀겨기름을 찍어 바른다.

---

18 ... 무좀

최근에는 신발 통풍도 잘 되고 청결한 생활이 일반적이라 많이 나
타나지는 않지만, 아직도 일부 무좀으로 고생하시는 분들이 있다. 무
좀은 심하면 가려움은 물론 허물이 벗겨지기까지 하므로 초기에 빨
리 치료하는 것이 좋다. 다음의 민간요법을 참조하도록 하자.

재료와 활용법

◈ 가지 나무
가지 나무를 뿌리째 삶아 그 물에
환부를 담근다.

◈ 감
땡감을 찧어서 환부에 바른다.

◈ 감, 보리밥
땡감을 찧어서 보리밥에 섞어 으깨어
환부에 붙이고 양말을 신고 잔다.

◈ 담배
담배 삶은 물에 환부를 30분 이상
담근다.

◈ 도꼬마리, 백반, 식초
위 재료를 삶은 물에 환부를 담근다.

◈ 돼지비계
돼지비계를 환부에 붙이고 하루 밤을 지낸다.

◈ 마늘
짓찧어서 환부에 바른다.

◈ 무
삶아서 환부를 담근다.

◈ 무화과나무
잎을 따내거나 가지를 자를 때 나오는 하얀 진을 환부에 바른다.

◈ 백반
백반 녹인 물에 자주 환부를 담근다.

◈ 백반, 식초
재료를 끓인 물에 환부를 따끈한 상태에서 담근다.

◈ 봉숭아
봉숭아 나무의 전초를 찧어 환부에 붙인다.

◈ 소금
소금을 넣고 끓인 물에 환부를 오래 담근다.

◈ 소루쟁이
소루쟁이 풀을 짓찧어 즙을 내서 환부에 바른다.

◈ 쇠비름, 고삼
쇠비름과 고삼뿌리를 달인 물에 환부를 담근다.

◈ 식초
끓는 물에 식초를 타서 환부를 담근다.

◈ 목초액 (참나무 목초액)
용도는 다양하지만 무좀 부위에 직접 바르기도 하고 물과 섞어서 끓인 물에 환부를 담그기도 한다.

◈ 오동나무
어느 부위나 모두 쓸모가 있다. 삶은 물에 환부를 담근다.

◈ 팥
팥을 삶은 물로 환부를 담근다.

◈ 할미꽃 뿌리
할미꽃 뿌리 삶은 물에 환부를 담근다.

◈ 해삼
해삼을 넙죽하게 썰어서 환부에 붙인다.

◈ 지우초
지우초를 달여서 그 물이 따뜻할 때
환부를 담근다.

◈ 낙지
낙지 삶은 물에 환부를 오래 담근다.

◈ 대추나무 잎, 소금
대추나무 잎과 소금을 짓찧어서 환부에
붙이고 헝겊이나 비닐로 싸서 하룻밤을
지낸다.

◈ 말풀
말풀을 짓찧어 환부에 붙인다.

◈ 밤나무 가지
밤나무 잔가지를 썰어서 삶은 물에
씻는다.

◈ 무화과나무
무화과나무를 찧어서 즙을 바르거나
삶은 물에 환부를 담근다.

◈ 가래나무
가래나무의 잎이나 줄기를 삶아 환부를
담근다.

◈ 담쟁이덩굴
담쟁이덩굴을 달인 물에 발을 담근다.

◈ 대황, 식초
대황을 분말해서 식초로 반죽해 환부에
바른다. 열감이 나거나 화끈거릴 때
괜찮다.

◈ 메주콩
메주콩을 삶아서 자루에 넣고 발을
넣고 잠을 잔다.

◈ 무, 소금
무좀이 넓게 번졌을 때 무를 진하게
달인 물에 소금을 약간 쳐서 담근다.

◈ 뱀딸기 풀
뱀깔기 풀을 달여 진할 때 바르고
보통 때는 환부를 담근다.

◈ 보리죽
보리로 흰죽을 묽게 쑤어 거기에 환부를
담그는데 식으면 데워서 반복 담근다.

◈ 뽕잎, 뽕나무 뿌리
뽕나무 잎이나 뿌리를 삶은 물에 자주
담근다.

◈ 싸리나무
싸리나무를 태울 때 끝에서 진이 나오는
데 그것을 바른다.

◈ 질경이
뿌리를 찧어 즙을 받아 환부에 바른다.

◈ 왕겨
왕겨를 태우면서 나오는 기름을 환부에
바른다.

◈ 약쑥
약쑥을 태우면서 나는 연기에 환부를
쏘인다.

◈ 지우초
지우초를 달인 물에게 환부를 담근다.

◈ 은행, 백반
은행과 백반을 삶은 물에 환부를
담근다.

◈ 소주
소주를 따뜻하게 데워서 환부를 담근다.

◈ 쇠비름
쇠비름을 진하게 달여서 식힌 다음 하루
1시간 정도 환부를 담그고 있다가 수건
으로 물기만 닦는다. 약 1주일 정도부터
효과가 있다.

◈ 정로환, 식초
정로환은 노일 전쟁 때 일본군이 만든
크레오소트가 주성분인 정장 지사제이
다.(지금은 국산도 있다) 정로환 1병을
세숫대야에 넣고 식초 1~2병을 쏟아서
발로 슬슬 으깨어 녹이면서 30분 이상
환부를 담그는데 하루 한 번이면 족하
다. (정로환의 주성분인 Creosote는 간
장에 좋지 않으므로 지사제로 쓸 때는
장기 복용을 피한다.)

◈ 석류
석류 즙을 환부에 바르든가 석류를 삶은
물에 담그던가 한다.

◈ 생강
생강을 찧어서 환부에 붙인다.

◈ 호두, 후추, 오미자
위 세 가지 재료를 짓찧어 약간의 꿀로
반죽을 해서 환부에 바른다.

Chapter

11

부인병

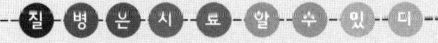

01... 냉 · 대하

02... 생리통

03... 생리불순

04... 음부소양증

05... 자궁염증

06... 입덧

07... 임신 중 감기

08... 임산부 빈혈

09... 산후복통

10... 산후부종

11... 젖몸살

12... 젖이 넘쳐서 곤란할 때

13... 산모의 젖 부족

14... 산후

1 ... 냉 · 대하

흔히 냉 또는 대하라고 하는 이 질환은 자궁 분비물을 뜻하는 것으로서, 갑자기 분비물이 많아지거나 이상 증상이 나타나는 부인병이다. 냉대하는 몸이 차갑고 균형이 깨어질 때 많이 발생하지만 일종의 염증성 질환이므로 반드시 부인과에서 원인을 찾아 치료를 받아야 한다. 여기서는 몇 가지 민간요법을 소개해본다.

재료와 활용법

◆ **구절초**
구절초를 달여서 마신다.

◆ **접시꽃, 가시새 뿌리**
위 재료를 삶아 마신다.

◆ **접시꽃, 닭**
위 재료를 푹 고아서 먹는다.

◆ **익모초, 구절초, 약쑥**
위 재료를 삶아 마신다.

◆ **약쑥**
달여 마시거나 찜질을 한다.

◆ **으름**
으름 껍질을 삶아 마신다.

◆ **무, 식초**
위 재료를 삶아서 뒷물을 한다.
(외음부를 닦는다)

◆ **구절초, 생강, 대추**
위 재료들을 달여서 공복에 마신다.

◆ **돌나물(돗나물)**
생즙을 공복에 조석으로 마신다.

◆ **멸치 내장**

멸치 내장을 볶아서 가루 내어
식전에 뜨거운 물로 먹는다.

◆ **대추, 감초, 엿기름, 꿀**

함께 삶아 먹는다.

◆ **살구 씨**

살구씨를 속껍질을 벗기고 볶아서
한번에 5~6개씩 먹는다.

◆ **벽오동나무, 식초**

벽오동나무 삶은 물에 식초를 약간 타서
뒷물을 한다.

◆ **익모초, 호박, 대추, 찹쌀, 참깨, 들깨**

재료들을 달여 먹는다.
장기 복용으로 많이 쓰여져 왔다.

◆ **회나무, 감초**

회나무와 감초를 달인 물로 식혜를
해 먹는다.

◆ **구절초, 창출, 익모초, 감초**

재료를 달여서 하루 3번 복용한다.

---

2 ... 생리통

흔히 생리통은 병이 아니라고 생각하기 쉽지만, 막상 겪는 당사
자들은 고통이 이만저만이 아니다. 가장 가볍게는 아랫배와 허리의
통증을 경험하는 정도에서 심각할 경우는 변비, 두통, 구토, 혼절하
는 등 일상생활에 지장을 줄 정도로 다양한 증상을 보인다.

이처럼 생리통이 나타나는 이유는 자궁의 기혈순환이 원활하지
않기 때문인데 특히 흐리고 기압이 낮은 날에는 혈액순환이 더 방

해받아 증상이 심해진다. 또한 몸이 찰수록 생리통은 심해지게 마련이므로, 생리통을 겪을 때 그저 진통제 몇 알로 진정시키는 것은 근원적인 치료가 될 수 없는 만큼 식생활과 생활습관을 점검하고 몸을 따뜻하게 유지하기 위해 노력해야 한다.

| 재료와 활용법 |

◆ 가물치, 뽕나무 뿌리
뽕나무 뿌리를 한줌에 물 3~4대접을 붓고 끓인 다음 건더기는 건져내고 그 물에 가물치를 넣어서 푹 고아 먹는다.

◆ 멍게나무 줄기와 잎
멍게나무의 줄기나 잎을 달여 마시면 진통효과가 있다.

◆ 잔대, 북어
잔대 삶은 물에 북어를 넣고 삶아서 수시로 먹는다.

◆ 머루나무 뿌리
뿌리를 달여 마신다.

◆ 쇠꼬리, 밤, 대추, 인삼, 생강
쇠꼬리를 삶은 물에 나머지 재료를 넣고

더 삶아서 공복에 먹는다.

◆ 깨소금
되도록 많이 먹는다.

◆ 오골계, 백도라지, 백일홍
달여 생리 전에 먹는다.

◆ 마늘, 생강, 대추, 감초
재료를 달여 조석으로 식전에 마신다.

◆ 인동덩굴, 목단피
달여서 매 식전에 1잔씩 마신다.

◆ 핫팩
생리통이 있을 때 핫팩을 끓여 타올로 싸서 아랫배에 대고 있으면 완화된다.

3 ... 생리불순

    생리불순은 스트레스와 기혈순환의 장애 등 다양한 원인들로 인해 생리주기가 흐트러지고 생리혈의 배출에 문제가 생기는 증상이나. 특히 직장 여성들이 많아진 요즘 과도한 업무과 스트레스, 불규칙한 식생활 등이 여성들의 몸에 무리를 주는 경우가 많아지면서 생리불순 발생율도 늘고 있다. 생리불순을 해결하려면 전반적인 생활 개선과 스트레스 개선이 필요하며 심하면 불임의 시초가 될 수 있는 만큼 정확한 진단을 받아야 한다.

| 재료와 활용법 |

◆ 익모초, 약쑥, 밤, 대추, 생강, 들깨, 찹쌀

익모초와 약쑥을 달인 물에 나머지 재료를 넣고 조청처럼 고아 하루에 3번 식전에 한 수저씩 먹는다.

◆ 엿기름, 탱자, 생강

재료를 함께 달여 조석으로 마신다.

◆ 겨자씨

겨자씨를 볶아서 가루로 해서 하루 3번 한스푼씩 먹는다.

◆ 소지라, 익모초

지라와 익모초를 푹 고아 하루 3~4차례 먹는다.

◆ 접시꽃

접시꽃을 달여서 마시는데 접시꽃에 닭, 도라지, 돼지발 등 어느 것이든 골라서 함께 달여 먹으면 더욱 효과적이다.

◈ **목단피, 구기자, 현호색**

위 재료를 달여 마신다.

◈ **자귀나무**

자귀나무 가지나 잎을 달여 마신다.

◈ **복숭아나무 가지**

복숭아나무 가지를 잘게 썰어 삶아 마신다.

◈ **아주까리 잎**

잎을 달여 마신다.

---

4 ... 음부소양증

음부소양증은 여성 생식기에서 나타나는 가려움증으로서 생식기의 외음부와 질내의 심한 가려움증이 동시에 나타나고, 심하면 항문 주위까지 가려울 수 있다. 전신성 질환과 국소성 질환 모두가 음양증의 원인이 될 수 있다. 국소적인 원인으로는 습진과 피부염, 모낭염, 건선, 음도염, 외음부 백반증, 기생충, 요충, 위생관리불량 등이 있고, 전신적인 원인으로는 당뇨병, 비타민 A, C, D의 결핍, 내분비 이상 등에서 생겨나며 특히 월경이 끝날 무렵 심해진다. 음부소양증은 여러모로 힘겨운 질환이고 스트레스도 많이 받는 질환인 만큼 발견 즉시 치료를 받는 것이 중요하다.

복숭아씨

복숭아씨를 5~6개 곱게 짓찧어서 얇은 천에 싸서 질구에 넣는다.

접시꽃 뿌리, 봉숭아 뿌리

위 재료를 달여서 하루 2~3차례 마신다.

싸리 씨

싸리 씨를 달여서 조금씩 마신다.

사상자, 백반

특별한 병이 아닌 음부소양증에는 위 재료를 달여서 따뜻할 때 뒷물을 한다.

마늘

마늘 삶은 물로 뒷물을 한다.

오이풀

말려두었던 오이풀을 달여 마신다.

---

5 ... 자궁염증

자궁염증은 다양한 이유들로 자궁 내에 염증이 일어나는 질환이다. 자궁염증은 비교적 가볍게 일어날 수도 있고 심각할 수도 있는데, 그 자체도 문제지만 이 염증이 골반 내에 남아 있게 되면 나팔관이나 난소 주위에 유착을 일으키거나 나팔관 끝이 막히게 되는데 이때 불임의 원인이 될 수 있고, 염증이 반복되면서 자궁암으로 악화되기도 한다. 불규칙하고 스트레스가 많은 생활, 위생 문제, 성 접촉 시의 성병 전염 등 다양한 이유로 발생하는 만큼 평소 정기적인 검진을 통해 자궁 건강을 관리하려는 현명함이 필요하다. 다음은 옛날에 쓰였던 민간요법들을 정리한 것이다.

| 재료와 활용법 |

◆ **오이풀**
말려 두었던 오이풀을 달여 먹는다.

◆ **선인장**
선인장을 찧어서 그 즙을 마신다.

◆ **가시새**
가시새 잎이나 뿌리를 달여 마신다.

---

6 ··· 입덧

한의학에서는 오저惡阻라고 불리는 입덧은 보통 임신 초기인 6주~8주부터 시작해서 16주 정도까지 나타난다. 주로 속이 메슥거리고 음식을 먹지 못하는 상태가 이어지는데 심할 경우 임신 기간 내내 지속된다. 이는 몸 안의 영양분을 자궁과 가슴으로 보내는 와중에 평소 비위나 소화기 계통이 약하면 위장관 안에 담음이라는 노폐물이 이 작용을 방해하게 되면서 생겨난다. 흔히 음식을 가리게 되는 것도 이 작용을 하는 데 기운이 부족한 기관을 돕기 위해서이며, 신 음식이 좋은 것은 신 맛에 수렴작용이 있기 때문이다. 다음은 입덧에 자주 사용되던 민간요법들을 정리한 것이다.

| 재료와 활용법 |

◆ 연근

연근을 즙내어 3/4컵을 하루에 분복한다. 오래 먹어도 무해한 것이다.

◆ 반하, 생강, 황토

깨끗한 황토 한줌을 큰 그릇에 물을 넣어 휘 저으면 빨갛게 황토 물이 풀어진

다. 그것을 하룻밤 놓아두면 맑은 물이 뜬다. 그 물에다 반하와 생강을 조금씩 넣어 약한 불로 달여서 미지근한 상태로 마신다.

◆ 오이

체질에 따라서는 오이가 잘 듣는 수도 있으니 시도해 볼만하다. 날 오이를 자주 먹는다.

---

7 ... 임신 중 감기

임신 기간 중에는 함부로 약을 복용할 수 없는 만큼 허약해진 기운을 보하고 몸을 따뜻하게 만들어주는 음식들을 약 대신 먹는 편이 안전하다. 다음은 임신 중 감기에 사용할 수 있는 민간요법들이다.

| 재료와 활용법 |

◆ 쪽파뿌리, 생강, 엿, 대추, 모과

위 재료를 달여서 따뜻하게 마신다.

◆ 무, 마늘

무를 썰어 마늘과 같이 푹 달여먹고 가볍게 취한을 한다.

◆ 콩나물, 엿

콩나물과 엿을 섞어 놓으면 수분이 생기   ◆ **생강, 꿀**
는데 그것을 마신다.   생강과 꿀을 함께 달여 마신다.

---

8 … 임산부 빈혈

임산부는 태아에게 끊임없이 영양을 보급해야 하고 임신중에 입덧으로 체력이 소모되어 빈혈에 걸릴 가능성이 높아진다. 임신 기간의 빈혈은 태아의 성장에 좋지 않을 뿐 아니라 출산 때까지 몸의 보해야 하는 임산부에게도 악영향을 미친다. 이때 조혈작용을 하는 민간요법을 활용해볼 수 있다.

| 재료와 활용법 |

◆ **홍삼**
홍삼을 달여 마신다.(홍삼은 비교적 체질과는 큰 관계가 없다)

◆ **해삼**
해삼을 날것으로 먹는다.

◆ **홍어**
홍어를 삶아 먹는다.

9 ... 산후복통

출산은 여성에게 있어 가장 힘겨운 순간 중에 하나이다. 출산을 하고 나면 여성의 몸은 여러모로 무리를 겪고 탈진 상태에 놓이게 되는데 그 중의 하나가 바로 출산을 통해 가장 큰 동증을 받은 복부에서 일어날 수 있는 산후복통이다. 다음은 산후복통에 쓰이는 민간요법들이다.

재료와 활용법

◆ **막걸리, 꿀**
알코올이 약한 막걸리에 꿀을 타 데워서 마신다.

◆ **잉어**
잉어를 고아 먹는다.

◆ **닭, 목단뿌리**
목단뿌리 약 1/2공기를 닭과 같이 삶아 식전에 먹는다.

◆ **모과, 뽕나무 잎, 대추**
위 재료를 달여서 따뜻하게 먹는다.

◆ **감꼭지, 은행**
감꼭지와 은행을 달여 먹는다.

◆ **상어**
상어를 삶아 먹는다.

◆ **백도라지**
백도라지를 진하게 달여 마신다.

◆ **머루나무**
머루나무를 잘게 잘라 달여 마신다.

10 … 산후부종

출산이 끝나면 여성의 몸 전체가 일시적으로 붓게 된다. 산후복통과 마찬가지로 산후부종도 잦게 나타나는 출산 후 증상으로서 이 모든 증상들은 산후조리를 통해 기운을 북돋고 다스려주면서 점차 가라앉게 된다. 심하지 않은 부종의 경우 자연히 소실되는데, 만약 부종이 오래가면 진찰을 받아보는 것이 좋다.

재료와 활용법

가물치
냄비에 참기름을 넣고 뜨거워지면 물과 가물치를 넣고 고아 먹는다.

닭, 잔대
먼저 닭을 삶아 건져서 따로 먹고, 그 달인 국물에 잔대를 넣고 다시 달여서 마신다. 또 약병아리에 잔대를 넣고 고아 먹기도 한다.

오동나무 열매
오동나무 열매를 달여 마신다.

엉겅퀴 뿌리
엉겅퀴 뿌리를 삶은 무로 식혜를 만들어 먹는다.

메밀
메밀을 갈아 가루를 내어 그 가루를 2~3 찻수저 물에 타서 마신다.

홍어
홍어를 고아서 국물만 마신다.

호박
늙은 호박을 삶아 먹는다.

◈ 호박, 밤, 대추, 잔대, 꿀

늙은 호박을 속을 파내고 그 안에 나머지 재료를 넣고 중탕해서 먹는다.

◈ 하늘수박, 꿀

하늘수박의 속을 파내고 꿀을 넣고 달이면 물이 생기는데 그 물을 마신다.

◈ 당귀, 잔대, 홍어

홍어 말린 것과 당귀와 잔대를 함께 고아 먹는다.

◈ 익모초, 밤, 대추

위 재료를 달여 마신다.

◈ 꿀, 참기름, 소주

위 재료를 섞어서 마신다.

◈ 단삼뿌리

단삼뿌리를 달인 물로 식혜를 만들어 먹는다.

◈ 들깨, 참기름

들깨를 갈아서 참기름에 넣고 팔팔 끓여서 적당한 온도에서 먹는다.

---

11 ... 젖몸살

출산 이후 수유의 단계가 시작되면서 많이 앓게 되는 증상이 바로 젖몸살이다. 젖몸살은 모유를 먹이는 아기 엄마가 젖가슴을 충분히 비워내지 못하거나 젖이 불어서 생기는 통증이다. 또는 젖가슴에 염증이 생겨서 나타나기도 하는데 염증성의 경우 정확한 진료를 받아야 한다. 주로 한기가 들면서 욱신욱신한 아픔이 느껴진다.

| 재료와 활용법 |

◆ 개암
개암 열매를 가루로 해서 젖을 짜서 섞은 다음 그것을 젖에 붙인다.

◆ 고철, 막걸리
오래된 소를 불에 달구어 막걸리에 담갔다가 식혀서 마신다.

◆ 선인장
선인장을 짓찧어서 붙인다.(선인장에 있는 가시는 완전히 제거한 다음 사용하여야 한다)

◆ 수선화
수선화 뿌리를 짓찧어 붙인다.

◆ 붕어, 마
붕어와 마를 달여 먹는다.

◆ 참깨
날 참깨를 갈아 물을 약간 타서 마신다.

◆ 김
김을 젖 몽우리가 생긴 데에 바른다.

◆ 밀가루
밀가루를 반죽해서 환부에 붙인다.

◆ 포도덩굴
포도덩굴을 달여서 마신다.

◆ 잉어, 땅콩
잉어에 땅콩을 넣어 고아 먹는다.

12 ... 젖이 넘쳐서 곤란할 때

젖은 불어서 넘치는데 아이가 이것을 다 소화해내지 못할 경우 넘치는 젖으로 곤란해지는 경우가 많다. 젖이 넘칠 때 사용했던 옛날 민간요법들 몇 가지를 소개한다.

◆ **엿기름**

엿기름을 차처럼 끓여 마시든가 엿기름을 가루 내어 먹는다.

◆ **엿**

엿을 자주 많이 먹는다.

◆ **콩나물, 엿기름**

콩나물을 곱게 짓찧어 젖에 붙이면서 엿기름을 먹는다.

13 ... 산모의 젖 부족

젖이 불어 넘치는 것도 문제지만 더 큰 문제는 젖이 부족해 아이의 모유 수유량이 줄어드는 것이다. 젖이 부족할 때 사용했던 옛날 민간요법들 몇 가지를 소개한다.

◆ **돼지족**

돼지족을 고아 먹는다.

◆ **돼지 발, 상추씨**

돼지발 4개에 상추 씨 반 되 가량을 넣고 달여 먹는다.

◆ **돼지발, 땅콩**

돼지발 1개에 땅콩 한 공기를 넣고 푹 고아 먹는다.

◆ **팥**

붉은 팥을 삶아서 자주 먹는다.

◆ **잉어**

잉어를 고아 먹는다.

◆ **다시마, 된장, 달걀, 찹쌀**

위 재료로 죽을 쑤어 먹는다.

◆ **민들레 뿌리**

뿌리를 달여서 하루 3~4번 마신다.

산후요통 또한 산후복통과 마찬가지로 엄청난 산고를 견디는 와중에 일어나는 허리의 통증이다. 이 역시 산후조리를 통해 기운을 북돋으며 다스려야 하며 시간이 지나도 가라앉지 않고 심해지면 정확한 진료를 받아야 한다.

재료와 활용법

◆ 솔방울
왜소나무의 솔방울을 여름에 따 두었다가 소주에 재워두기를 50일 이상, 한 뒤 조석으로 식후에 한잔씩 마신다.

◆ 호박, 토끼
늙은 호박의 속을 파내고 그 속에 내장을 뺀 토끼를 넣고 삶아 호박 속에 생긴 물을 마신다.

◆ 구기자, 두충
위 재료를 달여서 꾸준히 복용한다.

◆ 문어
문어를 생으로 먹는다.

◆ 표고버섯
표고버섯을 달여 마시는데 버섯은 오래 묵은 것이 더 좋다.

◆ 무궁화나무 가지
무궁화나무의 가지를 잘게 썰어서 달여 마신다.

◆ 배나무
배나무 가지를 삶은 물로 식혜를 만들어 먹는다.

◆ 녹각
녹각을 달여 마신다.

◆ 잔디, 삘기

잔디나 삘기의 뿌리를 달여 마신다.

◆ 연근

연근을 찧어서 즙을 내어 마신다.(요새
는 연근을 믹서에 간다)

◆ 치자

치자를 물에 넣어 두면 노랗게 물이
우러난다. 그 물을 수시로 마신다.

◆ 측백나무 잎

측백나무 잎을 씻은 다음 찧어서 즙을
내어 마신다.

TIP **민간요법에서 많이 이용하는 약재**
헛개 : 알콜성 간염, 간경화, 지방간, 황달, 당뇨, 혈압, 갈증해소 등에 큰 효능이 있습니다.

Chapter

12

소아과 질환

실·닝·은·치·료·할·수·있·다

001... 감기

02... 기침

03... 백일해

04... 천식

05.. 체했을 때

06.. 구토

07.. 설사

08.. 소아변비

09... 야뇨증

10... 땀띠

11... 침 흘림

12... 태열

13... 다한증

14... 허약체질

1 ... 감기

생후 6개월 이후부터 5~6세까지의 영유아들은 감기에 자주 걸리는 반면 생후 6개월 이전의 갓난아기나 6세 이상이 되면 어지간하면 감기에 걸리지 않는다. 왜냐하면 생후 6개월까지는 모체로부터 받아온 면역 물질이 작용하기 때문이다. 하지만 생후 6개월이 지나면 모체 면역력이 떨어져 아이 스스로 면역물질을 만들어 나가야 하므로 자주 감기에 걸리다가 6세 이후로는 새로운 면역 체계가 완성되어 저항력이 강해져 감기에도 강해지게 된다. 대부분의 영유아들은 평균 1년에 5~6회 정도 감기에 걸리고, 2세 이하의 아기들이 가장 많이 걸리는데 1주일이 지나도 차도가 없으면 호흡기 질환을 의심해봐야 한다.

| 재료와 활용법 |

◆ 도라지, 감초
도라지와 감초를 달여 먹인다.

◆ 무
날 무를 갈아서 먹인다.

◆ 구기자, 살구씨, 생강

위 재료를 달여서 먹인다.
잘 먹지 않으면 물엿을 타서 먹인다.

◆ 파
파를 삶아 먹인다.

◆ 해삼
해삼을 달여 먹인다.

◆ **호두**

호두 기름을 조금씩 자주 먹인다.

◆ **소엽**

소엽을 달여서 먹이고 따뜻하게 해주어

땀이 약간 나게 한다.

◆ **칡뿌리**

칡뿌리를 달여서 먹인다. (칡은 마른 것, 생것 상관이 없다)

---

2 ... 기침

영유아들이 감기에 걸리면 기침을 유독 많이 한다. 발열이나 콧물 증상 등이 사라져도 목의 염증이 완전히 낫지 않았거나 기관지가 예민해진 탓이다. 이때 기침이 3주 이상 지속되면 합병증으로 기관지염이 생긴 경우이다. 하지만 비단 감기가 아니라도 찬바람을 많이 쐬거나 먼지 등으로 인해 기침을 하기도 하고, 찬 음식만 먹어도 반사적으로 기침을 하는 경우도 있다. 만일 이런 기침들이 잘 가라앉지 않고 오래간다면 폐렴이나 천식, 알레르기성 기관지염, 축농증 등이 있는지 살펴야 한다.

| **재료와 활용법** |

◆ **배**

배를 삶아서 약수건으로 짜서 먹인다

◆ **콩나물, 엿**

콩나물에 갱엿을 넣고 약한 불로 끓여서 나오는 물을 먹인다.

◆ **석류**

석류를 짜서 나오는 즙을 마시게 한다.

생긴다. 그것을 자주 마시게 한다.

◆ **석류, 오미자**

석류를 적당히 썰고 오미자와 함께 달여서 먹인다. 맛이 좀 시기 때문에 잘 안 먹으면 꿀을 타고 괜찮다.

◆ **은행**

은행을 프라이팬에 구워 한번에 4~5개 정도씩 먹인다.

◆ **맥문동, 오미자**

맥문동과 오미자를 같은 무게로 달여 자주 먹인다.

◆ **댕댕이 열매**

댕댕이 열매를 삶아 그 물로 식혜를 만들어 먹인다.

◆ **밤, 꿀**

밤즙을 내어 꿀에 타서 먹인다.

◆ **생강**

생강즙을 거즈에 묻혀 배꼽에 대고 고정시켜준다.

◆ **무, 콩나물**

콩나물의 머리와 꼬리를 제거하고 가늘게 썬 무와 섞어서 하루쯤 지나면 물이

◆ **뽕나무 뿌리, 맥문동**

뽕나무 뿌리의 껍질(상백피)와 맥문동을 같은 비례로 달여 먹인다.

3 ... 백일해

백일해는 '백날 기침' 이라고도 하는데 지독할 경우 100일에 가까운 날 동안 기침을 한다고 해서 붙여진 이름이다. 이 병은 호흡기를 통해 감염되는 영유아의 전염병으로, 전염성이 강하고 기침이 심하

며 봄과 여름 사이에 많이 발생한다.

　예전에는 백일해 때문에 아이도 부모도 고생이 많았지만, 근래에는 예방접종이 있고 영양상태도 좋아서 거의 사라진 상황이다. 다만 전에는 어떤 민간요법을 써왔는지 소개한다. 이 중에는 기침에 이용할 수 있는 것도 있다.

| 재료와 활용법 |

✤ 꽈리
꽈리 열매를 삶아서 먹인다.

✤ 닭, 은행
닭 뱃속에 깐 은행을 넣고 고아서 먹인다.

✤ 미꾸라지
구워 먹이거나 끓여 먹이거나 한다.

✤ 패랭이꽃(구맥)
진하게 달여 자주 먹인다.

✤ 배, 쇠고기
배의 속을 절반 정도 파내고 쇠고기 다진 것을 넣고 삶아 먹인다.

✤ 참새
참새를 산 채로 끓는 물에 넣어 다 끓은 다음에 국물만 먹는다.

✤ 선인장, 토란
선인장과 토란을 함께 삶아 먹인다.

✤ 백일홍
백일홍 나무, 꽃, 뿌리 등 전체도 좋고 줄기만도 좋은데 달여 먹인다.

✤ 산도라지
자연산 산도라지를 달여서 자주 마시게 한다.

✤ 북어, 엿
북어를 머리채 삶아서 갱엿을 녹여 섞어 먹인다. (물엿도 가능하다)

◈ 수세미, 꿀
수세미에 꿀을 넣어 며칠이 지나면 물이 생기는데 그것을 먹인다.

◈ 호박씨, 꿀
호박씨를 까맣게 태워 달인 물에 꿀을 타서 자주 마신다.

◈ 천문동, 꿀

천문동이라는 한약재가 있다. 이것을 달여 꿀을 타서 마시게 한다.

◈ 콩나물, 엿
콩나물과 엿을 약한 불로 끓여 국물을 마신다.

◈ 호박
호박을 자주 삶아 먹인다.

---

4 ... 천식

소아천식은 기도에 만성적인 알레르기 염증이 생겨 기도가 과민반응하며 발작적으로 일어나는 호흡곤란 증세를 말한다. 산업화와 환경오염이 진행된 현대사회에서는 그 증상이 더 빈번하다. 알레르기로 인한 외인성 천식과 감염형인 내인성 천식 및 양자 혼합형 천식으로 분류하는데 혼합형이 가장 빈도가 높다. 소아천식의 경우 성인처럼 만성적으로 증상이 나타나는 대신 발작적으로 증상이 나타났다가 호전되는 경우가 많다. 성장 과정에서 약 50~60%정도는 자연 치유되지만 정기적인 검진과 치료가 필요한 경우도 적지 않다.

재료와 활용법

◈ 수세미

수세미의 줄기를 자르면 물이 나온다. 그것을 병에 꽂아 놓으면 병에 물이 차게 되는데 그것을 먹인다.

◈ 호박, 엿기름, 생강, 밥

늙은 호박 위 부분을 동그랗게 도려서 속을 파낸다. 거기에 엿기름을 끓여 놓았던 것과 생강과 밥도 함께 넣어 찐 다음 식혜가 된 것을 차게 두고 매 식전에 마시게 한다.

◈ 파뿌리, 귤껍질, 꿀

위 재료를 잘게 썰어 삶은 물을 조식으로 식전에 먹인다.

◈ 비파엽

비파엽을 진하게 달여 자주 마시게 한다. 비파엽은 노약자에게 아무 부담을 주지 않는 것이니 차를 마신다는 생각으로 사용해 볼만한 것이다.

◈ 백도라지, 배

백도라지 5~6뿌리(껍질째)와 배 1개를 잘게 썰어 푹 달인다. 그 달인 물을 아침, 점심, 저녁 식후에 마시게 하면 오래된 천식에도 효험이 있다.

5 ... 체했을 때

흔히 소아 소화불량증을 급체로 볼 수 있다. 아이들은 위가 약해서 잘 체하는 편인데 보통 기후는 변하는데 몸의 온도 조절이 미숙해서 몸에 차거나 더운 기운이 돌거나 먹은 것을 삭이지 못해 헛배가 부르면서 나타난다. 또는 규칙적으로 젖이나 음식을 먹지 못한 채 과식해서 급체가 오기도 하며, 어머니에게 급체 증상이 있을 때 그것이 젖을 통해 전해지기도 한다. 소아 급체는 구토, 설사, 고열의 3대 증상을 동반하는데, 작은 체구의 소아들의 경우 이 세 증상이 심하면 탈수증상이 나타나면서 합병증이 나타날 수 있는 만큼 반드시 전문의를 찾아 급히 대처해야 한다. 다음은 급체에 도움이 되는 민간요법들이다.

재료와 활용법

◈ 대추, 모유
대추를 태워 가루를 내어 모유에 타서 먹인다.

◈ 밀가루, 소금
밀가루를 끓인 물에 소금을 타서 마시게 한다.

◈ 엿기름
엿기름을 곱게 가루를 내어 따뜻한 물에 타서 먹인다.

◈ 배
배를 갈아 먹인다. 혹은 배를 짜서 배 물을 먹인다.

◈ 볏짚
볏짚을 삶아 먹인다.

◈ 구기자
젖을 먹고 체했으면 구기자를 달여 먹인다.

◈ 파, 들기름
위 재료를 달여 국물을 마시게 한다.

◈ 지치, 참기름
위 재료를 끓여 먹인다.

6 ... 구토

아이들은 위가 아직 완숙되지 않은 호리병 모양이라서 대개 젖이나 음식이 쉽게 역류되어 토하는 증상이 잦다. 다만 이런 이유가 아니라 간혹 열로 인한 뇌압의 상승, 두부의 부지중의 손상 등으로 오는 구토도 있는 만큼 구토가 잦을 경우 정확한 진찰을 받는 것이 좋다. 다음은 구토 시 사용되던 민간요법들이다.

재료와 활용법

◆ 간장
집 간장을 배로 희석해서 차게 먹인다. 토하는 상태에 따라서 진전이 되면 소화제 계통의 약을 먹인다.

◆ 김칫국물
구토가 좀 가라앉으면 동치미 국물을 먹이고 아주 구토가 없어졌으면 김칫국물을 조금씩 몇번 더 먹인다.

◆ 사과
사과를 강판에 갈아서 먹이면 구토가 완화된다.

◆ 돌미나리
돌미나리 생즙이나 삶은 물을 먹인다.

◆ 인삼, 달걀, 물엿
어린이가 자주 구토하면 인삼 1뿌리를 달인 물에 달걀 흰자위 한 개를 섞어 물엿을 타서 하루 3~4차례 나누어 먹인다.

◆ 차조기 잎
차조기 잎을 다려 조금씩 먹인다.

◆ 인삼, 달걀
4~5세 미만 아기가 이유없이 자주 토하면 인삼 4~6g을 달여서 달걀흰자를 타서 하루 3번 먹인다.

7 ... 설사

　소아 설사는 면역력이 약한 영유아들이 음식에 의해 손상을 받아서 하는 세균성 설사와 위장과 비장의 허약함으로 생기는 설사로 나뉜다. 소아설사를 앓게 되면 대변의 횟수가 증가하고 변의 질이 묽고 혹은 물과 같은 변을 보기도 한다. 이는 소아의 장부가 아직 약해 쉽게 외부 병균의 침입을 받기 때문이며, 장기가 허약해 균형이 깨지면서 탁한 영양분들이 아래로 모여서 설사를 일으키기도 한다. 주로 2세 이하의 영아에게서 많이 나타나며 연령이 적을수록 발병률이 높고 병 수위도 심할 수 있다. 사계절에 균등하게 발생할 수 있으나 여름과 가을에 많고 설사가 장기적으로 지속될 경우 반드시 검진을 받아보아야 한다. 특히 탈수를 예방하는데 힘써야 할 것이다.

│ 재료와 활용법 │

◈ 곶감, 대추
곶감과 대추를 달여 먹인다.

◈ 계란
계란을 삶아서 노른자를 먹인다.

◈ 찹쌀 죽
찹쌀로 죽을 쑤는데 인삼을 약간 넣으면 더 유효하다.

◈ 메좁쌀
메좁쌀로 미음을 쑤어 자주 조금씩 먹인다.

◈ 마늘, 꿀
마늘을 삶은 물에 꿀을 조금 타서
먹인다.

◈ 찹쌀차, 설탕, 소금
찹쌀차에 설탕과 소금을 소량씩 섞어
자주 마시게 한다.

◈ 파뿌리, 참기름
프라이팬에 참기름을 약간 두른 후에 파
뿌리를 타지 않을 정도로 바싹 볶는다.
이것을 가루로 해서 물에 타서 먹인다.

◈ 질경이씨
열도 없고 복통도 없이 물 같은 설사를
할 때 질경이씨(차전자)를 달여 먹인다.

◈ 토마토
토마토를 곱게 갈아서 먹인다.

◈ 옥수수 수염
열도 없고 복통도 없이 수양성(물과 같
은)설사에 옥수수 수염을 엷게 달여 먹
인다.

◈ 무씨, 질경이씨
위 재료를 달여서 조금씩 자주 먹인다.

◈ 치자, 창출
미열로 배변 시에 복통을 느끼는 경우에
위 두 가지를 달여 먹인다.

◈ 현지초
현지초를 진하게 달여 자주 마시게
한다.

◈ 오이, 무
오이와 무의 즙을 내서 집간장(국간장)
을 조금 타서 자주 먹인다.

TIP **민간요법에서 많이 이용하는 약재**
홍화씨 : 정혈 작용이 있어 월경불순, 혈액순환장애, 산후 훗배앓이에도 효과적입니다.

8 ··· 소아변비

소아변비는 변이 딱딱해 변 보기가 힘들고 항문 안쪽이 찢어지는 증상이 오기도 한다. 방치할 경우 요로감염, 야뇨증의 원인이 되므로 적극적인 치료가 필요하다. 먹는 음식의 종류, 먹는 양, 소화흡수 정도에 따라 대변 보는 횟수가 다르긴 하나, 1주일에 2회 이하로 변을 보거나 변이 단단하고 마른 변이라거나 변을 볼 때 힘들어한다면 소아변비로 봐야 한다.

소아변비는 주로 3세 이전의 아이에게 많이 발생하는데, 대변 가리기 훈련이 지나치게 엄격하거나 여러 이유로 변을 참게 되면서 발생하고 때로는 다른 장기의 허약이나 체열의 상승 등으로 발생하기도 한다. 또한 먹는 양이 너무 적어 생길 수도 있으므로 젖이나 우유를 더 보충하고, 먹는 양이 적지 않다면 과즙이나 설탕물 등을 먹여도 좋다.

| 재료와 활용법 |

◈ **완두콩**
완두콩으로 죽을 쑤어 자주 먹인다.

◈ **송홧가루, 꿀**
송홧가루를 꿀에 버무려서 자주 먹인다.

◈ **동계자**
동계자를 달여 증상을 보아가며 먹인다.

◈ **조**
조를 푹 고아서 그 물을 마시게 한다.
(자초보다는 메조가 더 좋다)

◈ 찹쌀, 복숭아씨

찹쌀과 복숭아씨를 5:1 정도의 비례로 달여 먹인다.

◈ 호도, 꿀

호도를 곱게 으깨어 꿀과 함께 섞어서 조석으로 큰 수저로 1~2수저씩 먹는다.

◈ 고구마, 토마토

삶은 고구마를 잘 으깨어 토마토 즙에 합하여 수시로 먹인다.

◈ 석류

석류를 삶아서 그 물을 자주 먹인다.

◈ 사과, 당근

위 재료를 2:1 비율로 갈아 먹인다.

---

9 ... 야뇨증

흔히 오줌싸개라고 하는 이 증상은 만 5세가 넘었는데도 밤에 소변을 제대로 가리지 못하는 증상이다. 전체 어린이의 15%에서 있다고 하는데 일시적인 야뇨는 걱정할 필요가 없으나 장기적일 경우 심리적으로 신체적으로 무리가 올 수 있다. 야뇨는 심리적인 원인, 항이뇨 호르몬의 분비 부족, 방광 기능 이상 등의 문제로 발생하는데 한편 이를 신장 기능이 허해서 생기는 증상으로 본다.

신 기능이 지속적으로 약할 경우 인체의 구성 성분과 활력을 담당하는 진액 저장과 활성 기능이 약해져 뼈가 약해지고 뇌 기능에 장애가 될 수도 있으므로 야뇨증이 길어진다면 반드시 전문적인 치료를 받아야 한다.

| 재료와 활용법 |

◆ 은행, 꿀
꿀단지에 은행을 까서 넣어 두면 삭아서 물이 생기는데 그것을 오래 먹인다.

◆ 계내금(닭 밥통의 안쪽 껍질)
계내금을 진하게 달여 조석으로 마시게 한다.

◆ 백도라지, 닭
백도라지를 닭에 넣어 고아 먹인다.

◆ 돌미나리 뿌리
돌미나리의 뿌리를 찧어 짜면 생즙이 나온다. 그것을 먹인다.

◆ 감꼭지, 결명자
감꼭지와 결명자를 달여 먹인다.(결명자는 볶는다)

◆ 은행
은행을 볶아서 먹인다.(아침에 10개 저녁에 10개)

◆ 산수유
산수유를 깨끗이 씻어 말렸다가 달여 마시게 한다.

◆ 벼 뿌리
벼 뿌리를 캐어 깨끗이 씻어서 삶은 물을 장기간 마시게 한다.

◆ 팥 잎
여름에 나는 팥의 잎을 즙을 내어 주거나 달인 물을 다량 장기간 마신다.

◆ 호장근, 택사
한약 재료인 호장근과 택사를 7:3비율로 달여 하루 3번 공복에 먹인다.

10 ... 땀띠

영유아의 경우 성인보다 체온이 높고 피부가 약해서 특히 여름철에 쉽게 땀띠가 발생한다. 땀띠는 언뜻 가벼운 질병으로 보이지만 육체석 불편함을 세내로 표현할 수 없는 영유아들의 경우 괴로운 질환일 수 있다. 땀띠가 심하게 일면 발진의 형태로 보이기도 하는데, 심해지기 전에 다양한 조치들로 증상을 완화해줄 필요가 있다.

재료와 활용법

◈ 오이, 소금
땀띠가 심할 때 목욕을 시키고 순한 소금물로 몸을 닦고 오이즙을 발라준다.

◈ 가지
가지의 생즙을 땀띠 부위에 발라주기도 하고 또 가지를 삶은 물로 자주 씻어주기도 한다.

◈ 마나리
마나리를 즙을 내어 땀띠 부위에 바른다.

◈ 하눌타리
곱게 분말로 해서 바른다.

영유아의 침 흘림은 구강 구조의 미숙함과 타액선의 발달 과정 등에서 자연스럽게 발생하는 현상으로 시간이 흐르면 자연스럽게 사라진다. 다만 지나치게 침을 많이 흘릴 경우 연약한 입가 피부가 짓무를 수 있고 보기에도 안쓰러운 만큼 적절한 민간요법을 사용해 주는 것도 괜찮다.

| 재료와 활용법 |

◆ **감초**
감초를 달여서 입을 씻기도 하고 먹이기도 한다.

◆ **메뚜기**
메뚜기를 구워 가루를 내어 먹인다.

◆ **미꾸라지**
미꾸라지를 구워서 먹인다.

12 ... 태열

태열은 산모의 임신 중 생활습관이 원인이 되는 경우가 많다. 임신 도중 여러 정신적인 스트레스를 받거나 인스턴트 음식과 맵고 짠 음식을 과도하게 섭취한 경우, 독감이나 인플루엔자에 감염된

후 고열을 앓고 바이러스가 완쾌돼지 못한 경우 등등 산모의 몸속에 쌓인 열이 태아에게 전달되면서 생겨난다. 태열이 있는 아이는 유아기 때부터 피부가 울긋불긋하고 가려움증이 심하다.

나아가 이 태열은 아토피피부염의 원인으로도 지적된다. 생후 3개월부터 2세까지 발생하는 것은 태열이지만, 이 태열이 2세 이후부터 사춘기 이전까지 계속된다면 아토피로 발전한 경우이다. 증상에 따라 가려움, 진물, 딱지 등이 번져나가는 습윤형, 각질이 일어나는 지루형, 피부가 지나치게 건조해 습진화되는 건조형이 있으며, 다양한 방법으로 증상 개선을 위해 노력할 필요가 있는 질환이다.

재료와 활용법

❖ 동백기름
태열이 난 부위에 동백기름을 자주 바른다.

❖ 대추, 백반, 참기름
대추와 백반(가루) 참기름을 함께 끓여서 식은 다음 태열 부위에 바른다.

❖ 도꼬마리
도꼬마리를 삶은 물에 목욕을 시켜도 좋고 진하게 달여 바른다.

❖ 치자, 태자
위 재료를 반반씩 달여서 마시게도 하고 바르기도 한다.

❖ 버들강아지
버들강아지 가지를 삶아서 먹인다.

❖ 복숭아나무, 잎
복숭아나무의 잔가지나 잎을 삶을 물로 자주 씻는다.

❖ 율무
율무로 죽을 쑤어 많이 먹인다.

13 ··· 다한증

다한증이란 땀이 일반적인 사람들보다 많이 나는 증상을 말한다. 사람은 체질에 따라 땀이 많은 사람과 땀이 적은 사람이 있다. 즉 땀이 많고 적은 것은 각자의 체질일 뿐 체력이나 체능 등에 큰 영향을 미치지는 않는다. 하지만 발육기에 있는 소아나 어떤 질병(소모성 질환)을 앓고 있는 환자가 땀을 많이 흘리는 경우는 신체 기능의 부조화를 의심하고 원인 치료 또는 기를 보해주는 방법 등을 고려해야 한다.

재료와 활용법

◆ 단너삼 뿌리(황기)
단너삼은 황기라 하는 흔히 많이 쓰이고 잘 아는 약초이다. 특히 가만히 있어도 나는 땀, 잘 때 나는 땀, 몸이 허약해서 잘 나는 땀과 같은 경우에 하루 한줌씩 (15~16g)을 달여 매 식후에 나누어 마신다.

◆ 부소맥(밀이 덜 익은 것), 굴껍질
밀이 물에 넣으면 위로 뜨는 것이 부소맥이라 하여 약재로 쓰인다. 굴 껍질을 잘 씻어서 빻아 쓰면 되는데 부소맥과

굴 껍질을 달여 하루 3번 식후에 먹인다.

◆ 흰삽주 뿌리(백출), 단너삼(황기), 굴껍질(진피)
위 재료를 2:1:1의 비율로 달여 식후에 하루 3번 먹인다.

◆ 황기, 닭
몸이 쇠약해져서 자나 깨나 땀이 많이 난다면 닭을 고아서 건져내고 그 국물에 황기를 넣어 푹 달여 마시게 한다.

14 ... 허약체질

음식을 잘 먹지 않고 잔병치레가 많은 아이들의 경우 허약체질을
의심해볼 수 있다. 한방에서는 이를 심신이 허약하고 피로하다는
의미에서 허로(虛勞), 태겁(胎怯) 등이라 칭하며 요즘에는 '선병질'
이라 부르기도 한다. 허약체실 아이들의 특징은 잘 피로하고, 얼굴
빛이 창백하며, 피부가 얇아 배 피부에 정맥이 노출되기도 한다. 또
한 편식이 심하고 배가 자주 아프며, 바람만 쏘였다 하면 감기나 편
도선염이 따라온다. 허약체질 아이는 질병을 앓으면 오래 앓고 이
런 몸의 불편 때문에 신경질적으로 변할 수 있는 만큼 꾸준한 치료
와 보양이 필요하다. 치료는 근본적으로 체질개선요법을 위주로 해
야 하며, 원기와 피를 보하면서 체질을 개선해야 한다.

재료와 활용법

◈ **누에고치**
누에고치 삶은 물을 마시거나 아예 누에
고치를 데워서 먹는다.

◈ **은행, 참기름**
은행을 까서 참기름에 넣고 6개월이 지
난 다음부터 먹인다.

◈ **인삼, 대추, 찹쌀**
위 재료를 자주 끓여 먹인다.

◈ **익모초**
익모초를 자주 달여 마시게 한다.

◈ **대구포, 왕새우, 밤, 대추**
위 재료를 가끔 달여 먹인다.

◆ **솔잎, 들깨, 율무, 인삼**

위 재료들을 달여서 꾸준히 먹인다.

◆ **인삼, 화분, 꿀**

인삼을 분말로 하여 화분과 섞어 꿀로 반죽을 해서 환을 만들어 장기적으로 복용한다.

◆ **돼지족**

가끔 돼지족을 삶아 먹는 것이 효과가 있을 수 있다.